BestMasters

Mit **„BestMasters“** zeichnet Springer die besten Masterarbeiten aus, die an renommierten Hochschulen in Deutschland, Österreich und der Schweiz entstanden sind. Die mit Höchstnote ausgezeichneten Arbeiten wurden durch Gutachter zur Veröffentlichung empfohlen und behandeln aktuelle Themen aus unterschiedlichen Fachgebieten der Naturwissenschaften, Psychologie, Technik und Wirtschaftswissenschaften. Die Reihe wendet sich an Praktiker und Wissenschaftler gleichermaßen und soll insbesondere auch Nachwuchswissenschaftlern Orientierung geben.

Springer awards **“BestMasters”** to the best master’s theses which have been completed at renowned Universities in Germany, Austria, and Switzerland. The studies received highest marks and were recommended for publication by supervisors. They address current issues from various fields of research in natural sciences, psychology, technology, and economics. The series addresses practitioners as well as scientists and, in particular, offers guidance for early stage researchers.

Victoria Köster

Versorgung von Menschen ohne Krankenversicherung

Konzeption und Prototyping eines Gesundheitsportals zur Vernetzung beteiligter Akteure

Springer VS

Victoria Köster
Insitut für Telematik
Universität zu Lübeck
Lübeck, Deutschland

ISSN 2625-3577 ISSN 2625-3615 (electronic)
BestMasters
ISBN 978-3-658-46668-8 ISBN 978-3-658-46669-5 (eBook)
https://doi.org/10.1007/978-3-658-46669-5

Die Deutsche Nationalbibliothek verzeichnet diese Publikation in der Deutschen Nationalbibliografie; detaillierte bibliografische Daten sind im Internet über https://portal.dnb.de abrufbar.

Planung/Lektorat: Daniel Rost
Springer VS ist ein Imprint der eingetragenen Gesellschaft Springer Fachmedien Wiesbaden GmbH und ist ein Teil von Springer Nature.
Die Anschrift der Gesellschaft ist: Abraham-Lincoln-Str. 46, 65189 Wiesbaden, Germany

Kurzfassung

In Deutschland suchen jedes Jahr Tausende Menschen ohne Krankenversicherung Unterstützung bei Hilfsorganisationen und kirchlichen Einrichtungen. Die übersichtliche Studienlage verdeutlicht, dass insbesondere Migranten aus verschiedenen Ländern unter Armut, Obdachlosigkeit und fehlendem Versicherungsschutz leiden. Dabei wird der Zugang zur Gesundheitsversorgung durch Barrieren wie hohe Kosten, Sprachprobleme und bürokratische Hürden erschwert. Die Auswirkungen der Nichtversicherung auf die Gesundheit der Betroffenen sind schwerwiegend und führen durch die verzögerte und unzureichende medizinische Behandlung zu hoher Krankheitslast, Chronifizierung der Krankheiten sowie finanziellen Belastungen. Verschiedene ehrenamtliche Organisationen in Deutschland begegnen der Problematik der unversicherten Personen. Die Ressourcen der Engagierten sind jedoch aufgrund der einseitigen Finanzierung durch Spendengelder und des hohen organisatorischen Aufkommens für Versorgungsprozesse Betroffener besonders belastet.

Im Rahmen der Abschlussarbeit wurden die Rahmenbedingungen und Prozessabläufe dieser ehrenamtlichen Organisationen für die Versorgung von Menschen ohne Krankenversicherung im Raum Lübeck mittels leitfadengestützter Interviews identifiziert und dargestellt. Die Ergebnisse dienen dem Ziel, erste Anforderung für die Konzeption eines Kollaborationsportals zu analysieren, um den hohen administrativen Herausforderungen der NGOs zu begegnen und Versorgungsprozesse zu unterstützen.

Die Datenerhebung identifizierte zwei Hauptnutzergruppen für eine Gestaltung eines Kollaborationsportals: ehrenamtliche Aktive von NGOs in Lübeck und Leistungserbringer:innen im Gesundheitswesen, die Dienstleistungen für

Menschen ohne Krankenversicherung anbieten. Die heterogenen Anforderungen stellen heraus, dass ein System benötigt wird, welches die Versorgungsprozesse strukturiert und dabei leicht erlernbar ist sowie wichtige Prozesse in der Administration der Fälle unterstützt. Im Rahmen einer Konzeption des Portals wurden wichtige Funktionalitäten wie die Dokumentation von Fallinformationen, die Terminvereinbarung, die Finanzierungsaspekte sowie die Kommunikation unter den Gesundheitsakteur:innen adressiert.

Der entwickelte High-Fidelity-Prototyp, welcher durch die iterative Zusammenarbeit mit den Akteur:innen weiterentwickelt wurde, erzielte in der abschließenden Bewertung eine gute Gebrauchstauglichkeit. Die entwickelte Anwendung kann somit einen ersten Lösungsansatz zur einheitlichen Verbesserung der Versorgung von Menschen ohne Krankenversicherung darstellen und greift wichtige Herausforderungen auf, welchen mittels eines digitalen Portals begegnet werden könnten. Zukünftig sind weitere Forschungsvorhaben notwendig, um der Forschungslücke im Bereich der Menschen ohne Krankenversicherung in Deutschland zu begegnen und wichtige Anforderungen zur Verbesserung der Versorgungsprozesse zu identifizieren. Die Konzeption kann durch weitere Iterationen und eine geplante Implementierung im Rahmen von Modellvorhaben ein erstes Instrument darstellen, Gesundheitsakteur:innen in der Versorgung von Menschen ohne Krankenversicherung zu unterstützen.

Abstract

In Germany, every year, thousands of people without healthcare insurance seek support from aid organizations and church-affiliated institutions to assist with their medical expenses. The limited number of studies shows that migrants from various countries suffer in particular from poverty, homelessness, and a lack of insurance coverage. Access to healthcare is obstructed by high costs, language problems, and bureaucratic barriers. The effects of being uninsured affect the health of those concerned and lead to a high burden of diseases, chronic illnesses, and financial burdens due to delayed and inadequate medical treatment. Various voluntary organizations in Germany are assisting uninsured people with their problems. However, the resources of these volunteers are limited due to the one-sided financing through donations and the high organizational costs of care processes for those affected.

As part of this thesis, the framework conditions and processes of these voluntary organizations for the (medical) care of people without health insurance in the broader Lübeck area were identified and presented using guided interviews. The results serve the purpose of analyzing initial requirements for the conception of a collaboration portal in order to meet the high administrative challenges of the NGOs and to support the care process. The data collection identified two main user groups for the design of a collaboration portal: volunteers from NGOs in Lübeck and healthcare providers who offer services to patients without healthcare insurance. The heterogeneous requirements highlight the need for a system that structures the care processes, is easy to learn, and supports important processes in the administration of cases. As part of the portal concept, important functionalities were addressed, such as the documentation of case information, appointment scheduling, financing aspects, and communication between healthcare stakeholders.

The high-fidelity prototype developed, which was further optimized through iterative collaborations with the stakeholders, achieved good usability in the final evaluation. The developed application thus represents an initial approach to uniformly improving the care of people without health insurance and addresses important challenges that could be met by means of a digital portal. In the future, further research projects will be necessary to address the research gap in the field of people without health insurance in Germany and to identify important requirements for improving medical care processes. Through further iterations and a planned implementation within the framework of pilot projects, the concept represents an initial instrument to support healthcare stakeholders in the care of people without health insurance.

Inhaltsverzeichnis

Abkürzungsverzeichnis

AK	Akzeptanzkriterien
AKS	Anonymer Kranken- und Behandlungsschein
AsylbLG	Asylbewerberleistungsgesetz
BACK	Bundesarbeitsgemeinschaft Anonymer Behandlungsschein und Clearingstellen für Menschen ohne Krankenversicherung
BAG	Bundesarbeitsgruppe Gesundheit/Illegalität
BMFSFJ	Bundesministerium für Familie, Senioren, Frauen und Jugend
BMG	Bundesministerium für Gesundheit
BMI	Bundesministerium des Innern und für Heimat
BMZ	Bundesministerium für wirtschaftliche Entwicklung und Zusammenarbeit
BPMN	Business Process Modelling and Notation
DIV	Deutschland intelligent vernetzt
DSGVO	Datenschutzgrundverordnung
EHIC	European Health Insurance Card
EHR	Electronical Health Record
EPA	Elektronische Patientenakte
GKV	Gesetzliche Krankenversicherung
GOÄ	Gebührenordnung für Ärzte
GUI	Graphical User Interface
IKT	Informations- und Kommunikationstechnologien
LE	Leistungserbringer:innen
NGO	Non-Governmental-Organization
PKV	Private Krankenversicherung

SGB	Sozialgesetzbuch
SH	Schleswig-Holstein
SUS	System Usability Scale
TI	Telematikinfrastruktur
TN	Teilnehmer:in
VVG	Versicherungsvertragsgesetz
WHO	World Health Organization

Abbildungsverzeichnis

Tabellenverzeichnis

1 Einleitung

Die Bundesrepublik Deutschland hat mehrere internationale Abkommen ratifiziert, welche die Gewährleistung des Rechts auf Gesundheit und den Zugang zum Gesundheitssystem für alle Menschen anerkennen. Ein solches Abkommen ist beispielsweise der Internationale Pakt über wirtschaftliche, soziale und kulturelle Rechte (Deutsches Institut für Menschenrechte, o. D.). Darüber hinaus ergibt sich der Anspruch auf Zugang zur Gesundheitsversorgung aus der Verfassung, die sowohl die staatliche Gewährleistung eines menschenwürdigen Existenzminimums als auch das Recht auf Leben und körperliche Unversehrtheit umfasst. Diese rechtlichen Bestimmungen gelten uneingeschränkt für alle Menschen, unabhängig von ihrer Herkunft, ihrer Einwanderungsgeschichte oder ihrem Aufenthaltsstatus (BACK, 2023).

Seit 2009 besteht in Deutschland eine Versicherungspflicht im Gesundheitswesen gemäß dem Versicherungsvertragsgesetz (SGB V, 2007, § 193). Die Entwicklung des dualen Krankenversicherungssystems sowie das einhergehende Solidaritätsprinzip verfolgen das Ziel, dass alle Menschen versichert sind und eine gleiche umfassende Versorgung erhalten (BMG, 2020). Trotz der gesetzlichen Rahmenbedingungen ergeben die jährlichen Haushaltszählungen des Mikrozensus, dass mehr als 61.000 Menschen nicht über den erforderlichen Versicherungsschutz verfügen (Statistisches Bundesamt, 2020). Expert:innen und humanitäre Organisationen gehen davon aus, dass die Dunkelziffer deutlich höher liegt und verschiedene (vulnerable) Gruppen in der Zählung nicht berücksichtigt werden (Schmid, 2023). Betroffen sind oft Wohnungslose, migrierte EU-Bürger:innen, Deutsche ohne ausreichenden Versicherungsschutz, Personen mit Beitragsschulden bei einer Krankenversicherung oder Menschen mit Fluchthintergrund. Aufgrund der unzureichenden Zugangsmöglichkeiten ist die Gruppe der Unversicherten zunehmend auf die Unterstützung ehrenamtlicher Arbeit durch

V. Köster, *Versorgung von Menschen ohne Krankenversicherung*, BestMasters,
https://doi.org/10.1007/978-3-658-46669-5_1

humanitäre Organisationen angewiesen. Neben kirchlichen Trägerschaften, ehrenamtlichen Projekten, Nichtregierungsorganisationen und verschiedensten Praxisnetzwerken setzen sich ehrenamtliche Aktive täglich dafür ein, die staatlichen Versorgungslücken zu schließen und eine bedarfsgerechte Gesundheitsversorgung für alle zu ermöglichen (Kirchner, 2022).

1.1 Motivation

Neben den strukturellen Ungleichheiten im Versorgungssystem berichten erste Studien über die prekäre Lage unversicherter Personen mit chronischen Krankheiten in Deutschland (Linke et al., 2019). Die Autor:innen Linke et al. (2019) zeigen beispielsweise Missstände in der Krankenversorgung und den fehlenden Zugang zu lebenswichtigen Gesundheitsdiensten für Menschen mit chronischen Erkrankungen in der Hauptstadt Berlin auf. Diese zeigten sich vorrangig durch die fehlenden Gesundheitsinformationen zurückliegender medizinischer Behandlungen und einer erschwerten Suche und Kontaktaufnahme behandelnder Leistungserbringer:innen (LE), um die Gesundheitsversorgung Unversicherter ressourcenorientiert weiterzuführen. Humanitäre Hilfseinrichtungen wie die Arbeitsgemeinschaft Anonymer Behandlungsschein- und Clearingstellen für Menschen (BACK) berichten, dass Anlauf- und Ermittlungsstellen für diese Bevölkerungsgruppe außerhalb des gesundheitlichen Regelsystems strukturiert sind und nicht alle notwendigen Gesundheitsleistungen für Betroffene finanziert werden können. Durch die Kritik der Organisationen an der durchgeführten „Versorgung im Verborgenen", kam es in einigen Bundesländern zur strukturellen Schaffung von Clearingstellen, die als staatliche Anlaufstelle eine zentrale Vermittlung und Finanzierung der notwendigen Gesundheitsdienstleistungen übernehmen (Gesundheit Berlin-Brandenburg e. V., 2018; BAG & BACK, 2023). Trotzdem bleiben die Zugänge zur Versorgung sehr heterogen und gewährleisten keine einheitliche und flächendeckende Lösung. Insbesondere in einigen Bundesländern, wie Schleswig-Holstein und dem Raum Lübeck, zeigt sich, dass ein großes und komplexes Netzwerk aus ehrenamtlichen Organisationen und Vereinen erforderlich ist, um die Versorgung von Menschen ohne Krankenversicherung ohne staatliche Finanzierung zu ermöglichen. Die enorme Verantwortung und Belastung der Organisationen durch die alleinige Bereitstellung der Informations-, Vermittlungs- und Finanzierungsangebote birgt die Gefahr, dass die Gruppe der Menschen ohne Krankenversicherung nicht ausreichend in der Region versorgt wird, da zeitliche und finanzielle Ressourcen durch ehrenamtlich-geführte Organisationen begrenzt und wenigen Qualitätskontrollen unterzogen werden. Seitens der Landespolitik und des bestehenden Koalitionsvertrags der Jahre 2022 bis 2027 bleiben weiterhin Lösungslücken in der Versorgung dieser stetig wachsenden Gruppe bestehen (CDU Schleswig-Holstein & Bündnis 90/Die Grünen, 2022). Die fehlende gesetzliche Absicherung der Finanzierung des gleichberechtigten Zugangs zur Gesundheitsversorgung sowie staatliche Anlaufstellen, die Unversicherte beraten und integrieren, sollten grundlegende Maßnahmen darstellen, der wachsenden Thematik zu begegnen.

Vor dem Hintergrund dieser Herausforderungen auf Landesebene ist es nun besonders wichtig, in kommunalen Strukturen, wie beispielsweise in der Hansestadt Lübeck, die komplexen Anforderungen der Gesundheitsversorgung für Menschen ohne Krankenversicherung zu verstehen, innovative Lösungsansätze zu entwickeln und in stabile Netzwerke zu implementieren. Dabei können digitale Anwendungen unterstützen, administrative Aufgaben im Versorgungsgeschehen durch einfache digitale Prozesse zuleiten, die Kommunikation zwischen den Akteur:innen zu verbessern und sichere Netzwerkstrukturen zu schaffen. Auch die Versorgung durch die Organisationen und sekundär Beteiligten kann durch die digitale Anwendung gestärkt werden.

1.2 Ziel der Arbeit

Angesichts der steigenden Relevanz und fehlender politischer Bewegungen innerhalb der geschilderten Thematik hat das Forschungsvorhaben zum Ziel, spezifische Anforderungen für eine digitale Lösung zur verbesserten Versorgung von Menschen ohne Krankenversicherung in Lübeck zu ermitteln. Die Konzeption eines digitalen Kollaborationsportals zur Versorgung der Gruppe kann einen ersten Lösungsansatz darstellen, die überlasteten Arbeits- und Vermittlungsprozesse von engagierten Organisationen und Vereinen in der Stadt zu unterstützen und eine sektorenübergreifende Zusammenarbeit in der Versorgung der unversicherten Personengruppen ermöglichen. Durch die digitale Planung von Versorgungsfällen, der Vermittlung, zum Beispiel in Form einer Terminvereinbarung mit relevanten Leistungserbringer:innen, und den direkten Austausch zwischen den beteiligten Akteur:innen könnten Zeitersparnisse und neue Netzwerkeffekte gewonnen werden. Die Unterstützung in der Fallbetreuung durch übergreifende Prozesse in der Stadt, beispielsweise zwischen Organisationen und Ärzt:innen oder zwischen den ehrenamtlich Aktiven selbst, könnte dazu beitragen, gesicherte Abläufe zu schaffen. Informations- und Kommunikationstechnologien können dabei unterstützen, den Austausch zwischen den Akteur:innen und auch die Teilhabe der unversicherten Personen in der Gesundheitsversorgung zu verbessern.

Anhand qualitativer Befragungen werden relevante Akteur:innen im Versorgungsraum Lübeck adressiert und zu den aktuellen Versorgungsstrukturen befragt.

Eine kontinuierliche Analyse der Aufgaben, der Benutzer:innenbedürfnisse sowie der Rahmenbedingungen wird fortlaufend erfolgen, um relevante Herausforderungen zu identifizieren und ein Konzept für ein digitales Kollaborationsportal zu entwickeln. Diese technische Anwendung soll dabei bestehende Ansätze berücksichtigen, übertragbare Funktionalitäten kombinieren und um den erhobenen kontextspezifischen Bedarf der Nutzer:innengruppe erweitern.

Durch die Entwicklung eines Prototyps soll ein erster digitaler Lösungsansatz präsentiert werden, der aufzeigt, wie die Vernetzung, Zusammenarbeit und Kommunikation mit ehrenamtlichen Strukturen aufgebaut und verbessert werden kann. Dies soll dazu beitragen, die Fragmentierung der Versorgung zu minimieren, Versorgungsprozesse zu vereinfachen und den organisatorischen Zugang zu medizinischen Dienstleistungen für beteiligte Akteur:innen und für Menschen ohne Krankenversicherung selbst zu verbessern.

Im Rahmen der Arbeit sollen folgende Forschungsfragen beantwortet werden:

- **Forschungsfrage (F1):** Welche Akteur:innen sind an der Gesundheitsversorgung für Menschen ohne Krankenversicherung im Raum Lübeck beteiligt?
- **Forschungsfrage (F2):** Welche Aufgaben und Funktionen werden durch diese Akteur:innen ausgeführt?
- **Forschungsfrage (F3):** Welche Anforderungen resultieren aus den bestehenden Versorgungsprozessen im Raum Lübeck für die Konzeption eines digitalen Kollaborationsportals im Rahmen der Versorgung von Menschen ohne Krankenversicherung?

1.3 Methodischer Ablauf der Arbeit

Die Forschungs- und Entwicklungslücke wurde durch eine halbstrukturierte Literaturrecherche und eine ergänzende freie Web-Suche unter Verwendung des Suchterms:

> *"EU-citizens OR uninsured immigrants OR irregular migrants AND without Health Insurance OR without medical insurance AND digital healthcare services OR „Case Management" OR „Network Management" OR „Health Care Network" OR „Network Management" OR „it-based system" AND „Concept development" OR „it-based intervention" OR „it-based solution""* identifiziert.

Die Arbeit beginnt mit der Aufbereitung des Hintergrunds über die Grundlage der Krankenversicherung in Deutschland, sowohl der gesetzlichen als auch der privaten Versicherungssysteme. Das Kernthema der Versorgung von unversicherten

Personen im deutschen Gesundheitssystem wird mit einer Beschreibung betroffener Gruppen, vorhandener Barrieren und Zugangswegen zum Gesundheitswesen erläutert. Ein weiteres Kapitel (3) widmet sich den technischen Grundlagen und Unterschieden von Gesundheitsportalen und -Plattformen sowie ersten Projekten, die digitale Lösungen oder geeignete Ableitungen für Lösungen für die Versorgung von Menschen ohne Krankenversicherung in Deutschland aufzeigen.

Für das Kennenlernen der speziellen Versorgungsgruppe wurden im Zeitraum von November bis Dezember 2023 mit semistrukturierten Interviewleitfäden qualitative Daten erhoben. Die gewonnenen Daten wurden mit der Software MAXQDA 24 Analytics Pro[1] und MAXQDA Transcription[2] unterstützend transkribiert und mittels qualitativer Inhaltsanalyse nach Kuckartz und Rädiker (2022) ausgewertet (Kapitel 4).

Die Ergebnisse aus dem Feld ermöglichten eine detaillierte Analyse im Rahmen des Human-Centered-Design Ansatzes. Dazu werden im Kapitel 5 eine Benutzer:innenanalyse anhand erstellter Personas durchgeführt sowie Aufgaben und Prozesse in der Versorgung der befragten Akteur:innen in Form von Problemszenarien und Prozessmodellen dargestellt. Eine Analyse und Betrachtung des Kontextes wurde aufgrund föderaler Unterschiede in den einzelnen Bundesländern, durch eine weitere Literaturrecherche zur Beschreibung der Rahmenbedingung durchgeführt.

Die anschließende Identifizierung von relevanten Anforderungen bildet die Grundlage für eine Konzeption und den Bau eines Prototyps mit der Software *Figma* (Kapitel 6). Das Resultat einer ersten Iteration des entworfenen Kollaborationsportals wurde durch Nutzer:innentests formativ evaluiert, wobei das direkte Feedback sowie Anpassungen in einer zweiten Iteration umgesetzt wurden. Zum Abschluss der Arbeit wurde das finale Konzept summativ evaluiert, mit dem Fokus, die Gebrauchstauglichkeit im Rahmen einer quantitativen Onlinebefragung durch die Bewertung eines klickbaren Prototyps zu messen. Die Ergebnisse wurden erneut mittels der Software MAXQDA 24 Analytics Pro ausgewertet (Kapitel 7). Abschließend werden die Ergebnisse der Nutzer:innen im Gesamtkontext der Thematik diskutiert, Limitationen der Arbeit aufgezeigt (Kapitel 8) und ein Ausblick sowie ein abschließendes Fazit für das Versorgungsfeld gegeben (Kapitel 9).

---

[1] MAXQDA Analytics Pro (2024). Universitätslizenz, Online verfügbar unter: https://www.maxqda.com/de/lizenzen.

[2] MAXQDA Transkription (2024). Online verfügbar unter: https://www.maxqda.com/de/automatische-transkription.

Hintergrund 2

Im nachfolgenden Kapitel werden die grundlegenden Begriffsbestimmungen vorgestellt, die den theoretischen Rahmen dieser Arbeit bilden. Dies umfasst eine Einführung in das duale Gesundheitssystem Deutschlands mit einer Erläuterung der gesetzlichen und privaten Versicherungssysteme. Das einführende Unterkapitel 2.2 bietet erste Einblicke in die Zielgruppe der Menschen ohne Krankenversicherung und stellt die Barrieren und Folgen der fehlenden Versorgung dar. Der Stand der Technik (Kapitel 3) beleuchtet die Schlüsselbegriffe im Bereich eHealth und bietet einen Überblick über Portal- und Plattformtechnologien sowie mögliche plattformbasierte Technologien in der Versorgungsforschung. Ein abschließendes Fazit ordnet potenzielle digitale Anwendungen in Bezug auf die Übertragbarkeit der Anwendungen ein und legt somit den Grundstein für die weitere Entwicklung eines Kollaborationsportals in der Versorgung von Menschen ohne Krankenversicherung.

2.1 Gesundheitsversicherung in Deutschland

Die Verwirklichung des Menschenrechts auf Gesundheit basiert auf den Grundlagen der allgemeinen Gesundheitsversorgung. Dabei sollte sichergestellt werden, dass jeder Mensch „Zugang zu gesundheitsbezogenen Informationen, zu grundlegenden Gesundheitsdiensten sowie zu wirksamen, hochwertigen und bezahlbaren Arzneimitteln und Impfstoffen hat“ (BMZ, 2024). Zusätzlich sollte jedem Individuum die Möglichkeit offenstehen, im Falle von Krankheit finanziell abgesichert zu sein.

V. Köster, *Versorgung von Menschen ohne Krankenversicherung*, BestMasters,
https://doi.org/10.1007/978-3-658-46669-5_2

Die Anfänge der Daseinsvorsorge begannen in Deutschland bereits im 15. und 16. Jahrhundert. Damalige Berufsstände waren in Zünften und Gesellenbruderschaften organisiert und bilden bis heute die Grundlage unseres historisch gewachsenen Krankenversicherungssystems (Simon, 2021). Im Jahr 1883 erließ der deutsche Reichskanzler Bismarck die erste Krankenversicherung, welche einen Großteil der arbeitenden Bevölkerung erstmals beim Eintritt von Krankheit finanziell unterstützte (Schradin & Wende, 2006). Die Einführung dieser neuen Privilegien führte zu einer steigenden Nachfrage nach Versicherungen und es entstanden eine Vielzahl an Krankenkassen im deutschen Sicherungssystem. Arbeitnehmer:innen, die nicht in den damaligen Hilfskassen versichert waren, mussten weiterhin ihre Leistungen und Leistungsausfälle im Krankheitsfall privat finanzieren. Bis heute entwickelte sich ein duales Versicherungssystem, in dem versicherte Personen finanzielle Hilfestellungen bei Betriebsunfällen, Arbeitslosigkeit, Alter, Krankheit und Pflegebedürftigkeit erhalten (Schrimpf & Bahnemann, 2022).

2.1.1 Gesetzliche Krankenversicherung (GKV)

Die gesetzliche Krankenversicherung baut auf Primärkassen, welche bis heute als berufsständische Pflichtversicherungen erhalten sind. Hierzu zählen die Ortskrankenkassen (AOK), Betriebskrankenkassen (BKK), Innungskrankenkassen (IKK), Landwirtschaftliche Krankenkassen (LKK), die Deutsche Rentenversicherung Knappschaft-Bahn-See und die Ersatzkassen (Möller, 2019). Die insgesamt 96 bestehenden Krankenkassen haben innerhalb des Verbunds der GKV die Verantwortung, die Gesundheit ihrer Versicherten zu erhalten, wiederherzustellen oder zu verbessern (Haring, 2019). Zur Umsetzung dieses Auftrags wurde die Rolle der Selbstverwaltung der Krankenkassen und der Umfang der Leistungen im Sozialgesetzbuch V manifestiert (Schradin & Wende, 2006; Zanders, 2022). Hierzu zählen insbesondere die ärztliche, zahnärztliche und psychotherapeutische Behandlung, die Versorgung mit Arznei-, Verbands-, Heil- und Hilfsmitteln, die häusliche Krankenpflege, Krankenhausbehandlungen sowie Leistungen zur medizinischen Rehabilitation (Haring, 2019). Die GKV unterliegt dabei als staatliche Institution dem Kontrahierungszwang und verpflichtet sich, alle Personen unabhängig von ihren Krankheitsrisiken zu versichern. Seit 1900 können Versicherte frei zwischen den einzelnen Kassenarten wählen und wechseln (Schradin & Wende, 2006). Etwa 90 Prozent der deutschen Bevölkerung sind heute pflichtversichert und gehören folgenden Gruppen an: Arbeitnehmer:innen,

Auszubildende/r, Student:innen, Bezieher:innen von Arbeitslosengeld oder Unterhaltsgeld, Künstler:innen, Publizist:innen und Rentner:innen (Schrimpf & Bahnemann, 2022). Die Finanzierung der Versicherung erfolgt paritätisch, wobei 50 Prozent der Kosten seitens des Arbeitgebers übernommen werden und (die verbleibenden) 50 Prozent von den Versicherten selbst getragen werden (Schradin & Wende, 2006). Im Rahmen von Arbeitslosigkeit kommt die Agentur für Arbeit als Leistungsträger für die Versicherungskosten auf. Das Leistungssystem folgt dem Prinzip der Bedarfsgerechtigkeit, wodurch die Gesundheitsversorgung und der Anspruch auf Leistungen unabhängig von der Höhe der individuell gezahlten Beiträge erfolgen (Schradin & Wende, 2006).

2.1.2 Private Krankenversicherung (PKV)

Neben der gesetzlichen Krankenversicherung hat sich 1935 ein privates Versicherungssystem herausgebildet (Schradin & Wende, 2006). Die PKV, ebenfalls basierend auf dem Bismarck'schen Sozialversicherungsmodell, das von der Grundlage ausgeht, dass Selbstständige, Freiberufler:innen und abhängig Beschäftigte mit hohem Einkommen nicht ‚schutzbedürftig' seien und für sich selbst sorgen können und sollen (Simon 2017, S. 265).

Im Verband der PKV sind heute 42 private Wirtschafts- und Versicherungsunternehmen als Krankenversicherungsunternehmen organisiert (PKV, o. D.). Die Versicherten in diesem System unterliegen nicht der Versicherungspflicht oder sind aus bestimmten Gründen davon befreit. Dazu gehören selbständig Beschäftigte/r, Arbeitnehmer:innen, welche über der Pflichtversicherungsgrenze liegen, oder Beamt:innen (Schradin & Wende, 2006). Die maßgebliche Unterscheidung ist die Form der Finanzierung zwischen den Versicherungssystemen. Die Beiträge der PKV werden zwar ebenfalls anteilig vom Arbeitgeber finanziert, jedoch nur bis zur Hälfte des maximalen durchschnittlichen Höchstsatzes der gesetzlichen Krankenversicherung. Die Höhe der Beitragsfinanzierung für die Versicherten basiert auf einem Prämiensystem, welches Faktoren wie das Geschlecht, das Lebensalter und den Vertragsbeginn berücksichtigt. Dadurch entstehen individuell vertragliche Leistungsvereinbarungen zwischen der Versicherung und der versicherten Person (Schradin & Wende, 2006).

Abbildung 2.1 zeigt die aktuelle Verteilung der Versichertengruppen in der Einheit „Versicherte in Millionen" abschließend an:

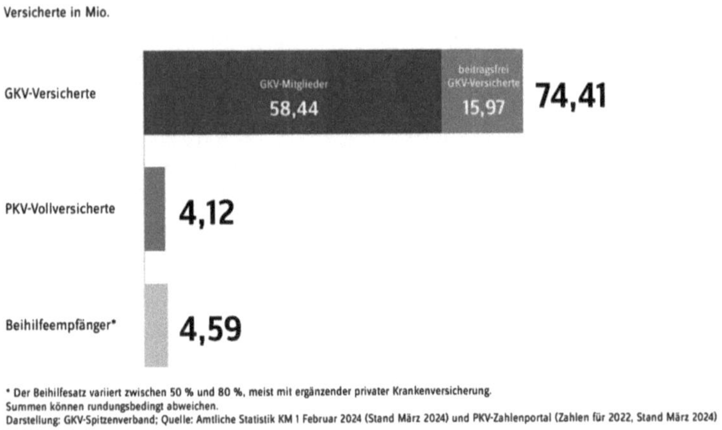

Abb. 2.1 Mitglieder und Versicherte GKV – PKV (In Anlehnung an GKV-Spitzenverband, o. D.)

2.1.3 Menschen ohne Krankenversicherung

Seit der Gesetzesreform über den Versicherungsvertrag im Jahr 2009 besteht für alle Personen mit primärem Wohnsitz in Deutschland eine Krankenversicherungspflicht (VVG, § 193). Dennoch verzeichnet der jährliche Bericht des Mikrozensus (Stand 2019) eine nicht unerhebliche Menge an Menschen, die im Krankheitsfall über keine Versicherung verfügen. Die jährliche Befragung erfasst dabei 61.000 Bürger:innen ohne Krankenversicherung. Eine genauere Analyse der veröffentlichten Zahlen verdeutlicht, dass Menschen ohne Wohnsitz oder ohne Papiere in der Befragung grundlegend nicht erreicht werden. Zusätzlich werden weitere Personengruppen, wie diejenigen, die Leistungen nach dem Asylleistungsgesetz (AsylbLG) beziehen oder sich lediglich in Nottarifen von Krankenversicherungen befinden, nicht erfasst (Schwerdt, 2023).

Obwohl die Versicherungspflicht sicherstellen soll, dass Menschen in der Bundesrepublik Deutschland bedarfsgerechten Zugang zum Gesundheitssystem erhalten, gehen Expert:innen und Hilfsorganisationen von einer hohen Dunkelziffer nichtversicherter Personen aus (Bader et al., 2022). Dieser Ausschluss aus dem Versorgungssystem wird besonders durch fehlenden Wohnsitz oder Arbeitslosigkeit oder sogar fehlenden formellen Aufenthaltsstatus begünstigt (Zanders, 2022).

2.2 Versorgung von Menschen ohne Krankenversicherung

Jährlich suchen Tausende Menschen ohne Krankenversicherung verschiedene Hilfsorganisationen und kirchliche Einrichtungen auf, um eine Beratung oder Vermittlung zu notwendigen Gesundheitsdienstleistungen zu erhalten. Die Organisation *Ärzte der Welt* konsultiert jährlich etwa 9.070 Menschen, welche aus bis zu 87 verschiedenen Herkunftsländern nach Deutschland migriert sind (Bader et al., 2022). Etwa 76,9 Prozent der Betroffenen, die im Rahmen jährlicher Befragungen im Jahr 2022 erfasst wurden, verfügten über keinen Versicherungsschutz und lediglich zehn Prozent erhielten eingeschränkten Zugang zu medizinischen Leistungen. Dabei gaben etwa 98 Prozent in der Anamnese an, unterhalb der Armutsgrenze zu leben und keinen eigenen Haushalt zu führen. Etwa 20 Prozent der Menschen waren von Obdachlosigkeit betroffen. Auch die Zahlen der Wohnungslosigkeit haben in den letzten Jahren für Aufsehen gesorgt. Das Statistische Bundesamt erfasste im letzten Jahr über 178.000 Menschen, welche in Notunterkünften untergebracht waren (Statistisches Bundesamt, 2022). Besonders auffällig ist, dass etwa 60,1 Prozent der Patient:innen und 81,1 Prozent der obdachlosen Personen, welche die Beratungsstelle aufsuchten, darauf verzichteten eine Gesundheitsversorgung im staatlichen System in Anspruch zu nehmen.

In dem Bericht zur Teilhabe an der Gesundheitsversorgung von aufenthaltsrechtlichen-illegalisierten Menschen von Zanders (2022), wird der Ausschluss der Gruppen im deutschen Versorgungssystem betont. Gleichzeitig existieren nur wenige Studien, welche die Versorgung unversicherter Personen, insbesondere derer ohne Aufenthaltsstatus, und dessen Auswirkungen untersuchen. Im folgenden Unterkapitel werden die betroffenen Gruppen differenziert, da sie unterschiedliche Ansprüche auf Gesundheitsleistungen im deutschen Versicherungssystem erhalten.

2.2.1 Gruppierung

Die Weltgesundheitsorganisation (WHO) unterscheidet in ihrem Bericht zwischen den Komponenten „Anspruch“ und „Zugänglichkeit“ zu Gesundheitsleistungen. Im Rahmen des Anspruchs, welcher die Übernahme von Gesundheitskosten durch das versicherungsbasierte System (Staat) umfasst, können fünf Gruppierungen identifiziert werden, die unterschiedliche Berechtigungen im deutschen Versorgungssystem haben (WHO, 2010):

a) Versicherte mit Beitragsschulden
b) Nicht erwerbstätige EU-Bürger:innen
c) Migrant:innen aus EU-Mitgliedsstaaten
d) Menschen im Asylverfahren oder mit Duldung
e) Menschen ohne geregelten Aufenthaltsstatus/ohne Papiere

Das Versäumnis von Zahlungen führt beispielsweise in der ersten Gruppe (a) dazu, dass sich vor allem freiwillig Versicherte, die als eine weitere Personengruppe, welche zwischen der gesetzlichen und privaten Versicherung wählen kann, erheblich verschulden und hohe Mitgliedsbeiträge sowie Gesundheitskosten nicht begleichen können (Balder et al., 2022). Die Krankenkassen können den Versicherungsstatus bereits nach einem Schuldbetrag von zwei Monaten aussetzen, wodurch diese nur noch einen eingeschränkten Leistungsumfang erhalten (Schwerdt, 2023). Diese Versorgungsträger sind zudem ermächtigt, gemäß dem SGB V, § 188, 191 und 323 bei weiteren Vorkommnissen die Versicherten vollkommen aus dem Versicherungsstatus auszuschließen (Balder et al., 2022).

Eine weitere Gruppe sind nicht erwerbstätige EU-Bürger:innen (b), die aufgrund eines fehlenden Beschäftigungsverhältnisses weitgehend von Sozialhilfen in Deutschland ausgeschlossen werden. Die Bundeszentrale für politische Arbeit erfasste 2019, dass etwa 240.000 der 4,9 Mio. in Deutschland lebenden EU-Bürger:innen ohne Erwerbstätigkeit registriert sind (Statistisches Bundesamt, 2023). Diese erhalten auch im Notfall keinen Anspruch auf Kostenerstattung von ambulanten ärztlichen Leistungen, Krankenhausaufenthalten oder dem Kauf von Medikamenten (Balzer et al., 2022).

Migrant:innen, welche innerhalb der EU-Mitgliedstaaten (Gruppe (c)) und in ihrem Heimatland versichert sind, erhalten im Zuge eines längeren Aufenthaltes im europäischen Ausland nur eingeschränkten Zugang zur Gesundheitsversorgung über die EHIC (Europäische Krankenversicherungskarte). Laut der WHO haben alle Menschen in den EU-Ländern Anspruch auf eine Gesundheitsversorgung innerhalb der Union. Dabei gelten die Mindeststandards in der Versorgung (WHO, 2010). Die in ihrem Heimatland versicherten Bürger:innen benutzen die integrierte europäische Krankenversicherungskarte für die Finanzierung der Leistungen am jeweiligen Aufenthaltsort. Diese wird jedoch von einigen LE wegen Unsicherheiten und erhöhtem bürokratischen Aufwand nur teilweise akzeptiert. Zum anderen werden die Kosten im Falle von Krankheit nur bei notwendigen und dringend erforderlichen medizinischen Leistungen von der Versicherung finanziert (Balder et al., 2022).

Menschen im Asylverfahren oder mit Duldung stellen eine der größten Gruppen (d) an Personen ohne ausreichenden Krankenversicherungsschutz dar.

Diese haben Anspruch auf Leistungen im Rahmen des Asylbewerbergesetzes (AsylbLG, 1993, § 4 und § 6). Die Gesetzgebung limitiert den Anspruch auf Gesundheitsleistung nach Antragstellung für die ersten 36 Monate auf lediglich akute Versorgungsansprüche, bei akuten Schmerzen oder Schwangerschaft und Geburt. In den genannten Fällen besteht ein Anspruch auf eine Kostenübernahme für reduzierte, notwendige medizinische Leistungen innerhalb der GKV. Bei chronischen sowie psychischen Erkrankungen können im Einzelfall Antragsverfahren eingeleitet werden (Balder et al., 2022). Asylbewerber:innen werden dabei kein Mitglied der Krankenkasse, da das Sozialamt im jeweiligen Wohnort die Kosten für Gesundheitsleistungen administriert. Die Gesetzgebung in diesem Feld ist davon geprägt, dass Umsetzung und Gestaltung den individuellen Ansprüchen der Länder beziehungsweise einzelnen Landkreisen und Kommunen unterliegen (Bozorgmehr et al., 2016). Dies führt aufgrund des weiten Interpretationsspielraums der Gesetzestexte sowie der unterschiedlichen Umsetzung vor allem bei Leistungserbringer:innen dazu, dass unklar ist, welche Leistungen erbracht und auch finanziert werden können (Gottlieb & Schülle, 2021). In dieser Gruppierung sind bis heute aufgrund der Fragmentierung keine Routine- sowie Versorgungsdaten auf Bundesebene verfügbar. Die Studie zur gesundheitlichen Versorgungssituation von Asylsuchenden nach Bozorgmehr et al. (2016) zeigt, dass gerade seitens der öffentlichen Gesundheitsdienste der Wunsch nach mehr Koordination und Standardisierung im Rahmen der Gruppierung besteht.

Die letzte Gruppe (e) – Menschen ohne Aufenthaltsstatus – hat Zugang zu einem eingeschränkten Leistungsanspruch im Rahmen des genannten AsylbLG. Eine damit einhergehende Problemstellung und besonders kritisierte Bedingung ist die Übermittlungspflicht der Leistungserbringer:innen. Diese sind verpflichtet, die unversicherte Person, bei Inanspruchnahme der Gesundheitsleistung beim Sozialamt zu melden, wodurch in vielen Fällen die Daten an die Ausländerbehörde weitergeleitet werden. Aufgrund der Angst vor Abschiebung werden Gesundheitsdienstleister:innen entsprechend selten aufgesucht (Balder et al., 2022; BAG & BACK, 2023). Das Risiko, dass bei Inanspruchnahme eine Meldung erfolgt, besteht nur in einigen EU-Ländern und basiert auf der Übermittlungspflicht nach § 87 des Aufenthaltsgesetzes, welche von humanitären Organisationen stark kritisiert wird (BAG & BACK, 2023; AufenthG, 2005, § 87, Abs. 2). Lediglich in Notfallsituationen, welche mit einer stationären Notfallversorgung oder einer Geburt einhergehen, kann das jeweilige Krankenhaus sich auf einen verlängerten Geheimschutz berufen und somit die Weitergabe der Personendaten verhindern (Bundesärztekammer, 2013). Die entstandenen Kosten der erbrachten Versorgungsleistung werden den meist mittellosen Patient:innen in

Rechnung gestellt. Die Gründe für den fehlenden Aufenthaltsstatus der migrierten Personen sind dabei vielfältig. Einerseits reisen Menschen aufgrund diverser Ursachen illegal in das Land ein. In anderen Fällen endet die regulierte Aufenthaltsfrist, woraufhin die Personen jedoch nicht direkt wieder ausreisen und stattdessen untertauchen. Andererseits werden viele Asylanträge direkt abgelehnt und Antragsteller:innen verlassen auch hier nicht direkt das Land und meiden zudem das soziale Sicherungssystem (Stötzler & Kaifie, 2023).

2.2.2 Barrieren

Die Daten des jährlichen Monitorings nichtstaatlicher Organisationen zeigen, dass die größte Hürde für die Betroffenen, eine Gesundheitseinrichtung aufzusuchen, die Angst vor hohen Kosten in der Versorgung darstellt. Etwa 86,3 Prozent gaben an, dass die Behandlung, die Medikamente und die Versicherung selbst zu teuer und nicht finanzierbar seien. Balder et al. (2022) zählen weitere Gründe für die ausbleibende Versorgung wie Unkenntnisse über das Gesundheitssystem (65 Prozent) oder Probleme bei der Administration, beispielsweise im Kontakt mit Sozialämtern und Krankenkassen (51,8 Prozent), auf. Besonders sprachliche Hürden erschweren den Zugang zur Versorgung und zur Behandlung selbst. In der Befragung von Schwerdt (2023) nannten 25 von 27 Einrichtungen die Sprache und die Kommunikation als eine Herausforderung. Der Autor identifizierte bis zu 10 Sprachen, bei denen es zu Barrieren in der Kommunikation kam (Schwerdt, 2023). Eine weitere Studie zur Versorgung von chronisch-kranken Personen ohne Versicherungsstatus hebt dieses Problem in den bürokratischen Prozessen oder der direkten Gesundheitsversorgung hervor (Linke et al., 2022). Neben der Finanzierungslücke sowie der sprachlichen Barriere sehen ehrenamtlich Aktive die Übermittlungspflicht nach § 87 (AufenthG) als problematisch an, da sie Menschen ohne geregelten Aufenthaltsstatus in Deutschland von der Gesundheitsversorgung ausschließt (Bader et. al., 2022).

2.2.3 Folgen von Nichtversicherung

Obwohl die Zahlen Bedürftiger sowohl in der statistischen Erfassung als auch in der Einschätzung von Expert:innen steigen und einer Vielzahl von Menschen eine angemessene Gesundheitsversorgung verwehrt bleibt, gibt es in Deutschland bis heute kaum empirische Erkenntnisse über die potenziell weitläufigen

Auswirkungen für unversicherte Personen sowie für die Gesellschaft in unserem Gesundheitssystem (Schwerdt, 2023).

Die genannten Barrieren sind häufig so schwerwiegend, dass den Berichten von humanitären Organisationen zufolge vielen Unversicherten droht, in eine Notfallversorgung abzurutschen. Gerade die Gefahr der Chronifizierung von Erkrankungen wird häufig beobachtet (Linke et al., 2022). Die Autor:innen Greß et al. (2005) fassen die relevantesten Auswirkungen zusammen und orientieren sich dabei an der Studienlage zur Situation in den USA, welche durch ihr Versicherungssystem zunehmend von einer hohen Zahl unversicherter Personen betroffen sind. Es wird dargestellt, dass vor allem durch die Rolle als Selbstzahler die Inanspruchnahme von Gesundheitsleistungen stark vom ökonomischen Status der nichtversicherten Person abhängig ist. Durch die verspätete Inanspruchnahme medizinischer Leistungen und auch die seltenere Teilnahme an Vorsorgeuntersuchungen werden Erkrankungen häufig später erkannt als bei versicherten Personen. Ganzheitlich betrachtet haben Unversicherte (in den USA) eine höhere Morbiditäts- sowie Mortalitätsrate. Die Kosten der Behandlung(en) führen durch ausbleibende Finanzierung häufig zu hohen Schulden seitens der Leistungsbezieher:innen oder der Leistungserbringer:innen, wie beispielsweise in klinischen Einrichtungen (Lang et al., 2022).

Auch die Gesellschaft ist zunehmend von der Problematik betroffen. Neben der Verbreitung von Infektionskrankheiten durch geringere Impfquoten oder ausstehende Behandlung der erkrankten Personen werden auch zukünftig die hohen finanziellen Folgekosten durch Chronifizierung von Krankheiten und eine verstärkte Inanspruchnahme von Notfallmedizin weitere Konsequenzen für Versicherte in unserem Gesundheitssystem haben (Neupert, 2018).

2.2.4 Zugang zur Versorgung

Eine aktuelle Studie nach Stötzler und Kaifie (2023) zeigt, dass gerade der Zugang zur Gesundheitsversorgung für Menschen ohne Krankenversicherung eine Barriere darstellt und erschwert ist. Die klaffende Lücke zwischen Gesetzgebung und Umsetzung in der Praxis führt dazu, dass humanitäre und ehrenamtliche Nicht-Regierungs-Organisationen (NGO), die Caritas oder Leistungserbringer:innen ein Parallelsystem aufrechterhalten. Über diesen Weg wird unversicherten Personen ein niedrigschwelliger Zugang in das Gesundheitssystem ermöglicht. Eine der bekanntesten ehrenamtlichen Gruppen, welche sich um die Belange von nichtversicherten Personen kümmert, ist das in den 90er Jahren gegründete ehrenamtliche Netzwerk der Medinetze oder Medibüros. Sie bieten mittlerweile in über 40 Städten in Deutschland Beratung sowie Vermittlung vor allem für Flüchtlinge und Migrant:innen an, um deren Zugang zur Versorgung unabhängig von ihrem Aufenthaltsstatus zu verbessern (Klunker, 2024). Viele weitere Einrichtungen engagieren sich hauptsächlich über ehrenamtliche Strukturen wie beispielsweise die *Malteser Medizin*, *Ärzte der Welt*, *Praxen ohne Grenzen* sowie weitere humanitäre Sprechstunden und Straßen- und Notfallambulanzen (Schwerdt, 2023).

Das hauptsächlich über Spendengelder finanzierte System ist geprägt von einem hohen Engagement der Ehrenamtlichen sowie fehlenden zeitlichen und finanziellen Ressourcen. Die Bemühungen sind groß, einen vergleichbaren Standard zur Regelversorgung aufzubauen. Die Kostenübernahme der Versorgung stellt die Organisationen besonders bei Infektionskrankheiten sowie bei chronischen Krankheiten vor große Herausforderungen. Auch Stötzler & Kaifie (2023) und Linke et al. (2022) stellen in ihrer Datenerhebung deutlich heraus, dass die Gruppe der an chronifizierten Krankheiten oder Infektionskrankheiten Leidenden einen schlechten Zugang findet und unzureichend versorgt wird.

Eine von wenigen Organisationen der Bundesarbeitsgruppe Gesundheit/Illegalität (BAG), die seit 2015 direkte Forderungen nach Handlungsbedarf an die Bundesregierung stellt, versucht den Zugang zu bedarfsgerechter gesundheitlicher Versorgung auf einem GKV-Leistungsniveau für alle in Deutschland lebenden Menschen zu schaffen (BAG & BACK, 2023). Dabei wurden erstmalig sinnvolle staatliche Übergangslösungen in Stadtstaaten wie Berlin und Hamburg erprobt und integriert. Die Bestrebungen forcieren bereits seit einigen Jahren, dass die Finanzierung des Versorgungsbereiches auf eine staatliche und gesicherte Grundlage gestellt wird und aus öffentlichen Mitteln geförderte Beratungsstellen geschaffen werden (Schwerdt, 2023). Sogenannte Clearingstellen (zur Krankenversicherung) verfolgen das Ziel, Menschen bei der aufenthaltsrechtlichen Legalisierung in Deutschland zu unterstützen, um so einen Zugang zur Behandlung zu erhalten oder diese wieder in das reguläre Gesundheitssystem zu vermitteln (Deutsche Aidshilfe, 2024; Schwerdt, 2023). Sie adressieren hauptsächlich die relevantesten Problemstellungen, wie die Absicherung bei einer Krankenversicherung oder die Klärung einer regulären Kostenübernahme (BAG & BACK, 2023). Laut der *Bundesarbeitsgemeinschaft Anonymer Behandlungsschein und Clearingstellen für Menschen ohne Krankenversicherung* (BACK) sind bis heute deutschlandweit in 10 Bundesländern solche öffentlichen, staatlich geförderten Anlaufstellen errichtet. Die Länder Schleswig-Holstein, Mecklenburg-Vorpommern, Brandenburg, Baden-Württemberg, Sachsen-Anhalt und das Saarland weisen bis heute auf keine regulär finanzierte Anlaufstelle zurück. Die Clearingstellen unterscheiden sich stark in ihrer Ausgestaltung, der

Finanzierung und den Handlungsoptionen im jeweiligen Bundesland (BAG & BACK, 2023). Weitere Zugangswege stellen die Verwendung von ausgestellten Behandlungsscheinen/ Krankenscheinen und die Implementierung von elektronischen Gesundheitskarten als Ersatz des herkömmlichen Behandlungsscheins dar.

Asylbewerber:innen haben die Möglichkeit, über den Behandlungsschein den zugesprochenen Leistungsumfang für eine Arztkonsultierung, Facharzt- und Krankeneinweisungen oder Notfallbehandlungen zu verwenden. Dieser sichert die Kostenübernahme für einen begrenzten Zeitraum für alle beteiligten Versorgungsakteur:innen und reduziert den behördlichen Aufwand (Gesundheit für Geflüchtete, o. D.).

Erste Bestrebungen, diesen Zugangsweg auch für Menschen ohne Papiere mittels eines anonymen Krankenscheins (AKS) zu implementieren, werden bereits in einem gemeinsam entwickelten Konzept mehrerer Initiativen diskutiert. Somit greift der AKS die Thematik der Meldepflicht nach § 87 auf und könnte Zugang zu einer anonymen Behandlung schaffen, welche vor allem Menschen ohne Papiere und Aufenthaltsstatus das Recht auf eine vergütete Gesundheitsversorgung zugänglicher macht (Gesundheit für Geflüchtete, o. D.).

Seit 2015 besteht außerdem die Möglichkeit, dass die jeweiligen Bundesländer Rahmenverträge für eine elektronische Gesundheitskarte mit kooperierenden gesetzlichen Krankenkassen vereinbaren. Dieser Ansatz beschränkt sich jedoch auf die Gruppe der Asylbewerber:innen nach AsylblG und erweitert nicht den bestehenden, unzureichenden Leistungsumfang an notwendigen Gesundheitsleistungen.

2.2.5 Fazit für die Versorgung

In Deutschland suchen Tausende Menschen ohne Krankenversicherung jährlich Unterstützung bei Hilfsorganisationen und kirchlichen Einrichtungen. Die Studie von Bader et al. (2022) zeigt, dass viele dieser Personen, insbesondere Migrant:innen aus verschiedenen Ländern, unter Armut, Obdachlosigkeit und fehlendem Versicherungsschutz leiden. Die WHO unterscheidet fünf Gruppen mit unterschiedlichen Ansprüchen im Gesundheitssystem, darunter Versicherte mit Beitragsschulden, nicht erwerbstätige EU-Bürger:innen, Migrant:innen aus EU-Mitgliedsstaaten, Menschen im Asylverfahren/mit Duldung und Menschen ohne geregelten Aufenthaltsstatus. Barrieren wie hohe Kosten, Sprachprobleme und bürokratische Hürden erschweren den Zugang zur Gesundheitsversorgung. Die Auswirkungen der Nichtversicherung sind schwerwiegend und führen zu verzögerter medizinischer Behandlung, höherer Morbidität und Mortalität sowie finanziellen Belastungen. Organisationen wie *Ärzte der Welt* und ehrenamtliche *Medinetze* engagieren sich für unversicherte Personen, doch das System ist hauptsächlich durch Spendengelder finanziert und steht vor finanziellen Herausforderungen (Schwerdt, 2023). Die Clearingstellen und der anonyme Behandlungsschein sind Ansätze, um den Zugang zur Versorgung zu verbessern und die finanziellen Unsicherheiten zu reduzieren (BAG & BACK, 2023). Bis heute erhalten die betroffenen Gruppen keine einheitlichen Möglichkeiten im Rahmen der bestehenden föderalen Lösungen sowie fehlender politischer Initiativen auf Bundesebene, relevante Gesundheitsleistungen zu beziehen und einen gesicherten Krankenversicherungsstatus zu erhalten.

3 Technische Grundlagen

Der Einsatz moderner Informations- und Kommunikationstechnologien (IKT) eröffnet vielfältige Perspektiven und Entwicklungschancen für das deutsche Gesundheits- und Versorgungssystem (Brauns & Loos, 2015). Durch Hard- und Softwaresysteme können räumliche und zeitliche Distanzen überwunden werden, indem Akteur:innen im Gesundheitswesen miteinander vernetzt werden (Hoffman et al., 2012). Informations- und Kommunikationssysteme übernehmen dabei die zentrale Rolle für die komplexe Verarbeitung von Daten, einschließlich Informationsbeschaffung, -transformation, -speicherung und -visualisierung. Auf dieser technologischen Grundlage haben sich die Bereiche eHealth und Telemedizin im Gesundheitswesen entwickelt (Krcmar, 2015). EHealth umfasst sämtliche IuK-Technologien, die der Vorbeugung, Diagnose, Behandlung, Überwachung und Verwaltung im Gesundheitswesen dienen (Eichenberg & Hübner, 2020). Die Anwendungsmöglichkeiten haben sich durch die fortschreitende technische Entwicklung stetig erweitert (Matusiewicz et al., 2017). Der Begriff Gesundheitstelematik ist dabei als Kunstwort entstanden und fasst alle orts- und einrichtungsübergreifenden IKT-Anwendungen im Gesundheitssektor zusammen. In verschiedenen Fachgebieten ermöglichen die Anwendung der eHealth-Technologien Leistungserbringern die Durchführung von Diagnostik, Therapie, Rehabilitation und medizinischer Beratung über räumliche Distanz hinweg (Schenkel, 2017). Im Rahmen der Abschlussarbeit wird der Fokus auf die immer häufiger angestrebten Ansätze moderner Gesundheitsplattformen und -portale gelegt. Diese Instrumente werden in 3.1 und 3.2 erläutert.

V. Köster, *Versorgung von Menschen ohne Krankenversicherung*, BestMasters,
https://doi.org/10.1007/978-3-658-46669-5_3

3.1 Gesundheitsplattformen

Die Bedeutung der Plattformtechnologie im Bereich eHealth hat seit den frühen 2000er Jahren kontinuierlich zugenommen (Benedict et al., 2018). Trotz einer Fülle von Forschungs- und anwendungsorientierten Arbeiten in der Literatur besteht kein einheitliches Verständnis für den Grundbegriff der digitalen Plattform, insbesondere innerhalb des Gesundheitssektors (Wittke, 2023). Wie Wissing und Trenkmann (2020) feststellen, sind die existierenden Plattformmodelle heterogen und unterliegen einem dynamischen Wandel. Daher fehlt eine einheitliche Definition des Begriffs. Um die Besonderheiten des Plattformansatzes im Gesundheitssystem zu verstehen und den Begriff im Unterkapitel 3.3 klar abzugrenzen, werden die Merkmale von Gesundheitsplattformen erläutert. Expert:innen, wie die *Expertengruppe der Intelligenten Gesundheitsnetze*, betrachten eHealth-Plattformen heute als ein neues Geschäftsmodell, das auf wichtigen Netzwerkeffekten basiert und ein vertrauenswürdiges Umfeld für alle Akteur:innen schafft. Es wird das Ziel verfolgt, Daten auszutauschen und personalisierte Dienstleistungen im Gesundheitswesen bereitzustellen (Fokusgruppe Intelligente Vernetzung, 2019). Dieser neue Lösungsansatz zielt darauf ab, mithilfe neuer Standards in multilateralen Netzwerken und als „Honest-Broker", der als ehrlicher, verantwortungsvoller und unabhängiger Vermittler zwischen den IT-Systemen der einzelnen Akteur:innen fungiert, bestehende Herausforderungen wie den reibungslosen Datenfluss und die strikte Sektorentrennung zu überwinden (Baas, 2019). Ein Beispiel für eine solche komplexe Plattformtechnologie ist die elektronische Patientenakte (ePA), international auch als „Electronic Health Record" (EHR) bekannt. Sie soll einen transparenten Überblick über Gesundheitsdaten für alle beteiligten Akteur:innen bieten und bei individuellen Therapieentscheidungen unterstützen. Die ePA ist mit der Telematikinfrastruktur (TI) verbunden, die die zentrale Plattform für interoperable und interaktive IT-Anwendungen im deutschen Gesundheitssystem bildet (gematik, 2024). Aufgrund der geringen Nutzung der Patientenakte in der Versorgung, durch etwa 1 Prozent der deutschen Bevölkerung findet die Gesundheitsplattform seit ihrem Rollout im Jahr 2021 vorerst wenig Mehrwert in der Digitalisierung des Gesundheitswesens (Kapfer, 2023).

Der erhebliche Anstieg von Plattformtechnologien im Gesundheitsbereich unterstreicht deren Relevanz für die Versorgung. Durch die direkte Datenbereitstellung am „Point of Care" und die verbesserte Vernetzung und Kommunikation in der Versorgungslandschaft können Prozesse vereinfacht und die Gesundheitsdienstleistungen verbessert werden. In der Gesundheitsbranche unterscheidet die *Expertengruppe für Intelligente Gesundheitsnetzwerke* verschiedene Plattformansätze. Es existieren Gesundheitsdatenplattformen, Gesundheitsregister zur

Versorgungsforschung und Gesundheitskommunikationsplattformen, wie in der folgenden Abbildung 3.1 modellartig erkenntlich wird (Fokusgruppe Intelligente Vernetzung, 2019).

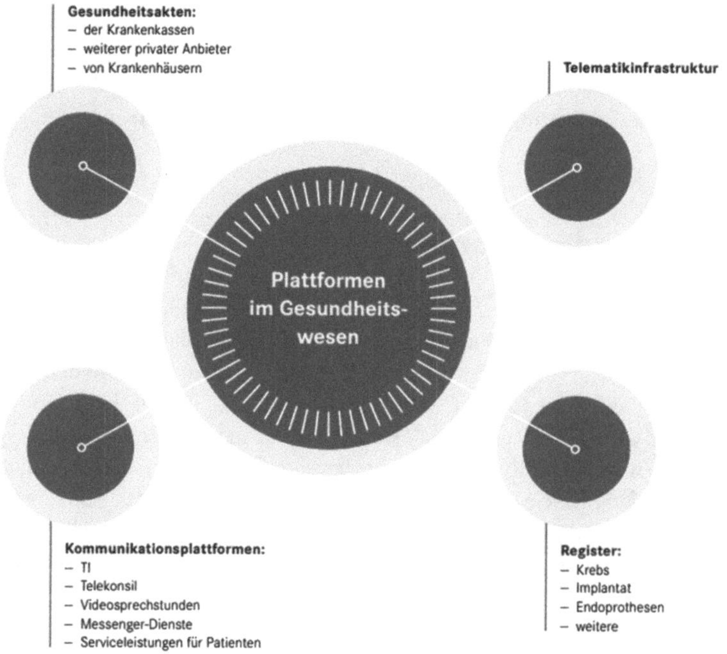

Abb. 3.1 Schematische Übersicht der Plattformen im Gesundheitswesen. (In Anlehnung an Fokusgruppe Intelligente Vernetzung, 2019)

Dabei wird die Anwendungsvielfalt der Plattformen wie der Telematikinfrastruktur (TI), Serviceleistungen für Patient:innen (Terminvereinbarungen, Ärztebewertungsportale, Patientenportale); Videosprechstunden/-konferenzen, Messenger-Dienste in Krankenhäusern und telemedizinische Systeme (u. a. Telekonsile und Telemonitoring) schematisch dargestellt. Die sektorenübergreifenden Plattformen orientieren sich sehr an ihren einzelnen Nutzer:innen (wie Pat. oder LE) und sind sowohl per Computer als auch über mobile Endgeräte zugreifbar. Zum Beispiel können die multimedialen Kommunikationsplattformen dabei sektorenübergreifend bei der Terminvereinbarungen und in Patient-Therapeuten-Interaktionen genutzt werden oder den Austausch selbst unterstützen (Fokusgruppe intelligente Vernetzung, 2019).

Trotz der bestehenden Plattformenrevolution werden Grenzen in der Nutzung und Umsetzung der Systeme verzeichnet (Gilbert, 2020). Der Krankenhausreport 2020 zeigt, dass trotz des wachsenden eHealth-Sektors nur wenige Akteur:innen die Anwendungen nutzen. Im Bereich der Leistungserbringer:innen in der ambulanten Versorgung verwenden derzeit 59 Prozent keine digitalen Services. Die geringe Nutzer:innenzahl und weitere Unsicherheiten hinsichtlich Datenspeicherung und -verarbeitung zeigen, dass weitere Modelle und Ansätze erforderlich sind, um die Datensicherheit zu gewährleisten und vor allem die Akzeptanz der Leistungserbringer:innen zu erhöhen (Fokusgruppe Intelligente Vernetzung, 2019).

3.2 Gesundheitsportale

Ein Portal wird als eine spezialisierte Onlineplattform definiert, mit deren „Hilfe diverse Informationen und Funktionen zugänglich sind und die von einer Vielzahl menschlicher Benutzer [...] zum Einstieg in einen bestimmten Bereich des World Wide Web benutzt wird“ (Stelzer, 2004). Somit kann ein Portal auch häufig als „Gateway“ zum Internet bezeichnet werden. In den späten 90er Jahren wurden viele Portalansätze hervorgebracht, von denen jedoch nur wenige langfristig im Gesundheitswesen erfolgreich waren. Portale sind aufgrund ihrer Individualisierbarkeit darauf ausgerichtet, spezifische Nutzer:innengruppen oder bestimmte Populationsmerkmale anzusprechen, wie beispielsweise Gruppen mit unterschiedlichen Krankheitsbildern oder Kassenmitgliedschaften (Scheplitz et al., 2018). Die wesentlichen Merkmale der Technologie umfassen eine hohe Nutzungsintensität, einen multiplen Funktionsumfang sowie eine ausgeprägte Personalisierbarkeit. Die Heterogenität der Funktionalitäten richtet sich gezielt an verschiedene Nutzer:innengruppen, weshalb in der Versorgung eine Differenzierung zwischen Patient-Patient-Portal und Patient-Arzt-Portal vorgenommen wird (Scheplitz et al., 2018). Die Integration von mehreren Applikationen in einem Portal bietet dabei mehrere Vorteile. Der hohe Grad an Interaktivität bietet Nutzer:innen beispielsweise die Möglichkeit, sich anzumelden, ihr Profil zu verwalten, Informationen zu teilen, Dokumente herunterzuladen, auf Anwendungen zu zugreifen und mit anderen Akteur:innen zu kommunizieren. Portale sind dadurch gekennzeichnet, dass eine umfangreiche Rechte- und Rollenverwaltung eine Administration der öffentlichen und lesbaren Inhalte der Rollen ermöglicht (VSP, 2024). Die Funktionen der rollenbasierten Personalisierung bieten die Möglichkeit, die Informationsbestände mit unterschiedlichen Zugriffsrechten zu verwalten (Gentsch & Lee, 2004). Mit dem Fokus auf den Bereich der

Nutzer:innenkommunikation führen zahlreichen Funktionen häufig zur genaueren Bezeichnung „Collaboration Portals“ in der Klassifizierung von Portalen (Gentsch & Lee, 2004). Die gemeinsame Datenbasis bietet beispielsweise eine Verknüpfung von Informationen über die Anwendungsgrenzen hinweg. Dadurch wird die gemeinsame Bearbeitung von Objekten, wie zum Beispiel Dokumenten, eine Terminverwaltung oder auch eine Projektmanagementfunktion für eine Zeit- und Ressourcenplanung ermöglicht (Gentsch & Lee, 2004). Auch die Bündelung von verschiedenen Kommunikationsmöglichkeiten, wie beispielsweise mittels Chats und Blogs, zeigt die Vielseitigkeit der technischen Applikationsform (VSP, 2024).

Im Rahmen dieser Abschlussarbeit ist es entscheidend, die Unterschiede zwischen Gesundheitsplattformen und Gesundheitsportalen klar zu definieren. Ursprünglich wurden in den 90er Jahren Onlineportale als Eintrittspunkte zum Internet konzipiert, um das Internetangebot zu katalogisieren und leicht zugänglich zu machen. Die ursprüngliche Funktion von Portalen hat sich jedoch stark weiterentwickelt. Heutzutage bieten Onlineportale umfassende Internetangebote mit einer Vielzahl von Funktionen an, die in der Regel Informationen oder Dienstleistungen zu einem spezifischen Thema bereitstellen. Bei der Entwicklung im Rahmen dieser Arbeit spielen rollenbasierte Schwerpunkte und Anpassungsfähigkeit eine wichtige Rolle. Zusätzlich dazu konzentrieren sich Plattformen auf die Vernetzung verschiedener Akteur:innen im Gesundheitswesen. Diese beiden technischen Ansätze unterscheiden sich in ihrer Funktionalität, ihrem Zweck, dem Umfang der Anwendungsfunktionen, den Nutzerinteraktionen und der Zielgruppenausrichtung. Während Plattformen den Fokus auf die Vernetzung der Computersysteme verschiedener Akteur:innen und den Austausch von Daten und Informationen legen, bieten Portale spezifische Dienstleistungen zu einem bestimmten Gesundheitsthema an. Portale können eine Vielzahl von Funktionen bieten, die eine breite Nutzer:innen basis adressieren oder auf bestimmte Gruppen zugeschnitten sein können. Die verschiedenen Dienstleistungen auf einem Portal erfordern nicht unbedingt eine direkte Interaktion der Nutzer:innen. Dennoch können kollaborative Aspekte Teil eines Portals sein. Zusammenfassend kann festgehalten werden, dass ein Portal die Basis für die Funktionen und Dateneinsicht bildet, die Teil einer Plattform sind, auf der Netzwerke geschaffen und größere Datenmengen abgelegt werden (Kar et al., 2020).

3.3 Verwandte Arbeiten

Aufgrund der Betrachtung der besonderen Zielgruppe dieser Arbeit, gibt es nur wenige deutsche Forschungsarbeiten, die Rückschlüsse auf den Einsatz von Informations- und Kommunikationstechnologie in der Versorgung von

Menschen ohne Krankenversicherung zulassen. Die wenigen identifizierten Vorhaben zeigen jedoch mögliche Lösungsansätze auf und adressieren wichtige Kernthemen der Gruppe der unversicherten Menschen in Deutschland. Eine freie Suche ergab einzelne Modellprojekte sowie Software- und Plattformlösungen, welche Schnittstellen einhergehender Probleme betrachten, wie die Fragmentierung der Versorgung, Informationsverlust, Sprachbarrieren und die fehlende Vernetzung relevanter Akteur:innen.

Das Journal des Robert Koch-Instituts (2021) stellt dabei das Forschungsvorhaben „Surveillance der Gesundheit und primärmedizinischen Versorgung von Asylsuchenden in Aufnahmeeinrichtungen" in Kurzform PriCare vor (Jahn et al., 2021). Nach einem Modellvorhaben wurde die Dokumentationssoftware *Refugee Care Manager (RefCare)* zur Digitalisierung der Primärdokumentation in Aufnahmeeinrichtungen für Menschen im Asylverfahren entwickelt und in 30 Einrichtungen in drei Bundesländern implementiert (RefCare, o. D.). Der Aufbau des settings-spezifischen Systems ermöglicht es, standardisierte Daten nach dem Prinzip der Datensparsamkeit zu erfassen und regelmäßig auszuwerten. Das verwendete Verfahren des „verteilten Rechnens im Verbund mit dem Ergebnis einer anonymisierten Kennzahl", auch als Schwarmansatz bezeichnet, ermöglicht die Umsetzung der spezifischen Datenschutzanforderungen. Diese Konzeption ist eine der Ersten, welche in der Bundesrepublik Deutschland das Ziel verfolgt, den gesundheitlichen Bedarf der Gruppe der Menschen ohne Krankenversicherung im Asylverfahren sichtbar zu machen (Jahn et al., 2021). Auffallend ist, dass die Thematik der zentralen Erfassung zwar in der Literatur häufig genannt wurde, es jedoch bis heute, trotz der wachsenden Relevanz, wenig Bestrebungen gibt, diese sektorenübergreifend und flächendeckend umzusetzen.

Eine weitere Relevanz finden Softwareangebote, welche mittels klassischer Case-Management-Methoden den Ablauf in der Behandlung und Versorgung der Patient:innen oder Klient:innen digital unterstützen. Die Firma *Synectic* konzipiert dafür die Desktopanwendung *synhelb Integration,* welche beispielsweise das umfassende Hilfsnetzwerk aus Ärzt:innen, Ehrenamtlichen und Dolmetscher:innen verknüpft und sektorenübergreifend bei der Erbringung von Gesundheitsdienstleistungen als cloudbasierte Lösung unterstützt. Es werden Klient:innenprofile erstellt und retrospektive wie auch prospektive Maßnahmen im Versorgungsverlauf verwaltet (Social-Software, o. D.). Die folgende Abbildung 3.2 gibt dafür einen Einblick in konstruierte Fall- und Assessmentprozesse der Anwendung.

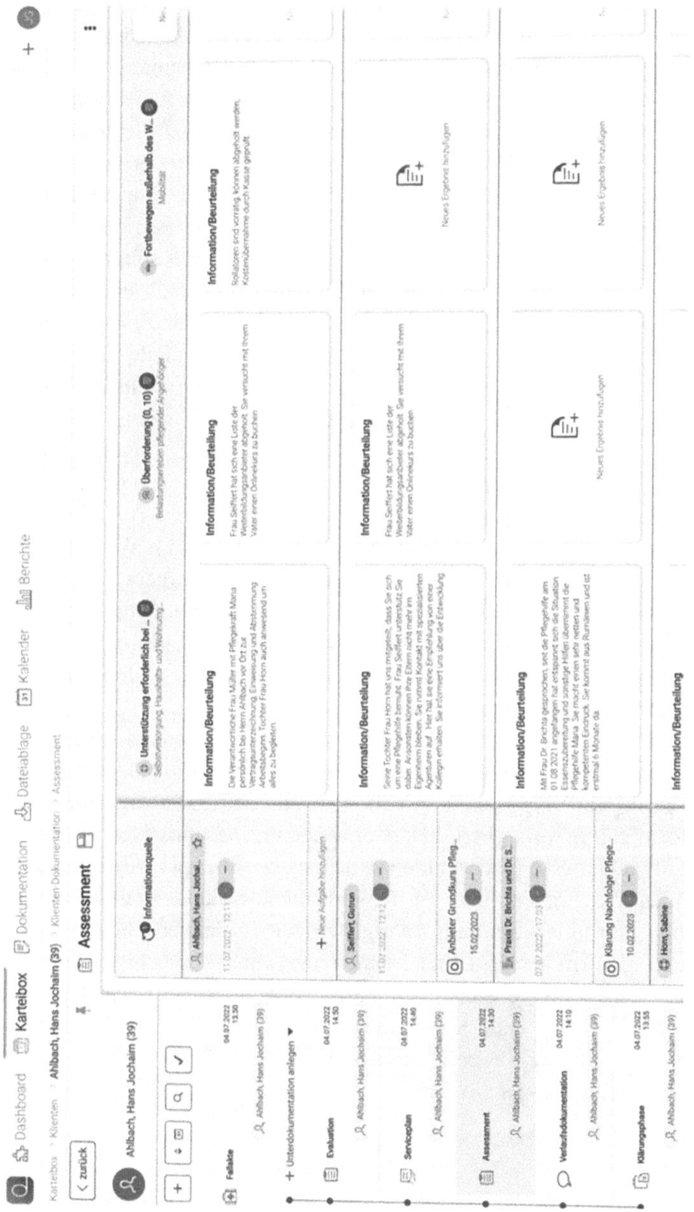

Abb. 3.2 Mockup Quovero Case Management. (In Anlehnung an: synectic (o. D.))

Die weiterentwickelte Software bildet dabei komplexe Prozesse in der Fallbetreuung ab und unterstützt die Nutzer:innen neben der Verlaufsdokumentation durch Zeitstrahl und Monitoring mit einer Entscheidungsunterstützung und Wizard-Cards. Zur weiteren Unterstützung können Anwender:innen einen internen und externen Chat nutzen. Eine Strategiematrix unterstützt die Nutzer:innen dabei, alle Problemstellungen und Risiken in individuellen Versorgungsfällen zu überblicken und auch bei komplexeren Fällen geregelte Standardprozesse einzuhalten (synectic, o. D.).

Mit Blick auf die Ergebnisse der Datenerhebung im Kapitel 5 eröffnet die Betrachtung von diversen digitalen Plattformen im Bereich ehrenamtlicher Arbeit weitere interessante Ansätze. Die Deutsche Stiftung für Engagement und Ehrenamt (2024) stellt beispielsweise eine Übersicht für digitale Engagement-Plattformen vor. Diese sind „Brückenbauer zwischen Projekten und Engagierten, vernetzen Menschen und Institutionen und tragen so der stetig wachsenden Bedeutung des Ehrenamts Rechnung" (Deutsche Stiftung Engagement und Ehrenamt, o. D.). Führende Plattformen wie *FlexHero* ermöglichen dabei die individuelle Gestaltung von Plattformlösungen je nach Bedarf und Ausrichtung der ehrenamtlichen Tätigkeit. Beispielhafte Funktionen sind hier die Verwaltung von Projekten durch Ehrenamtliche, zum Beispiel durch eine übergeordnete Bestimmung von Koordinatoren, und die zugeordnete Betreuung von Projektprozessen. Eine Vernetzung mit anderen Organisationen wird beispielsweise appbasiert über einen Chat ermöglicht. Zusätzlich bietet die Anwendung ein Fundraisingtool zur Finanzierung der ehrenamtlichen Vorhaben (FlexHero, o. D.).

Die Plattform *n*, als Teil der Dachplattform *Wechange* bietet seitens organisatorischer Anforderungen weitere interessante Applikationen, die für den Ansatz der vorliegenden Abschlussarbeit relevant sein könnten. Die Open-Source-Plattform galt ursprünglich dem Ziel, studentische Initiativen zum Thema nachhaltige Entwicklung an Hochschulen zu vernetzen. Mit speziellen Funktionen wie der Echtzeit-Zusammenarbeit an Dokumenten, Kalender- und Veranstaltungsfunktionen, Terminabstimmung, Aufgaben mit Rollenverteilung sowie der Kommunikation in Form von Direktnachrichten und Team-Chats bietet diese viele Details, die für eine digitale Anwendung mit kollaborativem Charakter in der Versorgung von Menschen ohne Krankenversicherung relevant sein können.

Die folgende Abbildung 3.3 zeigt das Dashboard der Plattform *Wechange* mit den genannten Funktionen als ein Beispiel.

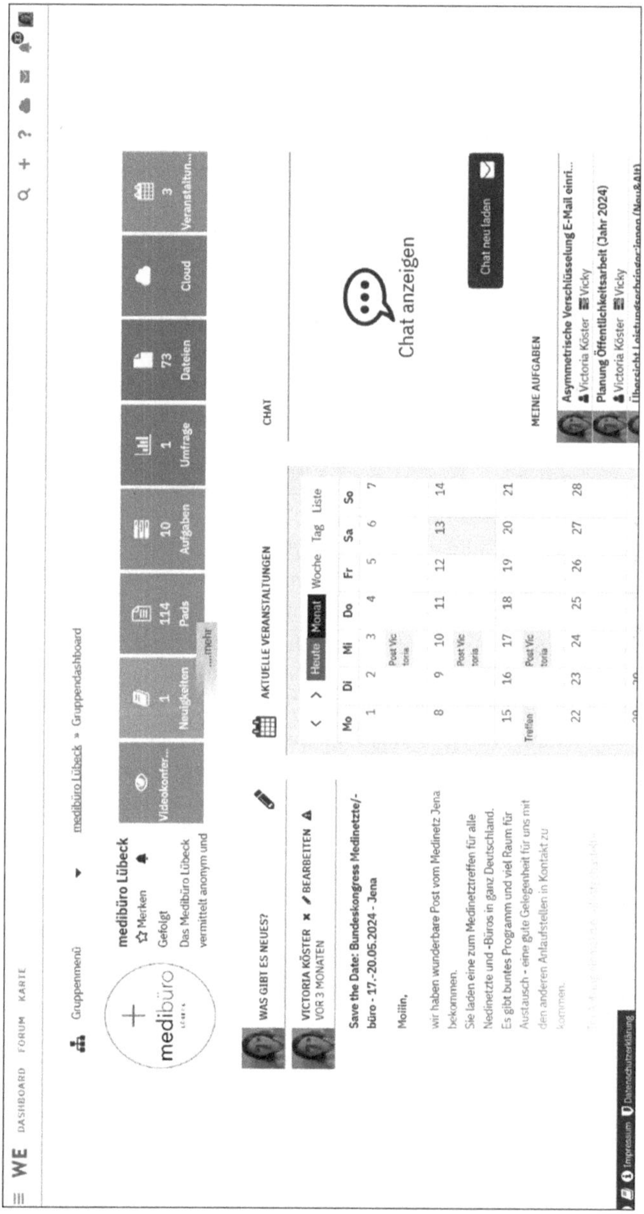

Abb. 3.3 Wechange Dashboard. (In Anlehnung an Wechange (o. D.))

3.4 Fazit für die Entwicklung

Zusammenfassend zeigen die verwandten Arbeiten in Abschnitt 3.3 verschiedene Ansätze zur Bewältigung spezifischer Anforderungen in der Versorgung von Menschen ohne Krankenversicherung. Trotz begrenzter Vergleichbarkeit der identifizierten Forschungsarbeiten in der Literatur, legt die durchgeführte Zusammenfassung des Status Quo nahe, dass einige Aspekte der Arbeiten als Grundlage für die Konzeption eines digitalen Kollaborationsportals genutzt werden können.

Insbesondere das Forschungsvorhaben *PriCare* mit der entwickelten Software *RefCare* und das Case-Management-System von *Synectic* könnten eine solide Basis für die Erfassung und Verwaltung wichtiger Gesundheits- und Personendaten bilden. Die Anlegung von Fallakten ermöglicht eine komplexe Versorgungsdokumentation und Informationsverarbeitung. Die Anwendungen werden jedoch limitiert, da der kollaborative Charakter für die Kommunikation wichtiger Akteur:innen als zweitrangig betrachtet wird. Zudem variiert der Umfang der Daten je nach Ausrichtung und Aufgaben der ehrenamtlichen Organisation im Kontext der Versorgung. Somit sollte die Erfassung der relevanten Gesundheits- und Personendaten erforscht und ausgerichtet werden.

Die Idee einer ehrenamtlichen Plattform wie *FlexHero* berücksichtigt zwar verschiedene nützliche Applikationen für die Zusammenarbeit und Kommunikation von Gesundheitsakteur:innen, muss jedoch mehr Flexibilität ermöglichen, um individuellen Anforderungen der beteiligten Akteur:innen gerecht zu werden. Die Vernetzung von Beteiligten kann zunehmend gelingen, steht aber auch in direkter Abhängigkeit vom Verlauf der Gesundheitsversorgung von Patient:innen oder Klient:innen, welcher in jedem Einzelfall heterogen ist. Die Anwendung sollte daher relevante Gesundheitskomponenten integrieren und mit weiteren notwendigen Applikationen auf die Zielsetzung des Vorhabens ausgerichtet sein.

Die Analyse zum aktuellen Stand der Technik führt zu dem Schluss, dass bisher kein speziell konzipiertes Portal für die Versorgung von Menschen ohne Krankenversicherung existiert, welches die Vernetzung und Zusammenarbeit zwischen ehrenamtlichen Organisationen und Leistungserbringer:innen sowie anderen beteiligten Akteur:innen fördert. Jedoch können die vorgestellten Ansätze und Funktionen erweitert werden, um ein digitales Portal für die spezifische Zielgruppe bereitzustellen. Der ermittelte Bedarf im direkten Versorgungsfeld der beteiligten Akteur:innen (Kapitel 4) erweitert die Anforderungen an das geplante Konzept eines Kollaborationsportals innerhalb dieser Abschlussarbeit.

4 Datenerhebung im Feld

Im Rahmen der empirischen Untersuchung, die darauf abzielte, die Anforderungen an eine digitale Anwendung im Bereich der Versorgung von Menschen ohne Krankenversicherung zu identifizieren, wurde ein Interviewleitfaden für ein semistrukturiertes Interview entwickelt. Für die Durchführung der qualitativen Interviews wurden vorab Organisationen identifiziert, deren Mitarbeitende im Rahmen ihrer Tätigkeiten am wahrscheinlichsten Kontakt mit Menschen ohne Krankenversicherung haben. Die eingeschlossenen Organisationen wurden teilweise über die freie Internetsuche unter Verwendung der Suchbegriffe „Menschen ohne Krankenversicherung", „MediNetz/Medibüro" und „Straßenambulanz" ausfindig gemacht. Für die Adressierung von Leistungserbringer:innen in Lübeck stellte die Organisation *Medibüro Lübeck e. V.* eine Adressliste kooperierender (Gemeinschafts-)Praxen zur Verfügung. Daneben wurden die Webseiten der Kontaktstelle *Gesundheit-ein-Menschenrecht,* der Gruppe des Anonymen Behandlungsscheins (BAG) und der Medinetzwerke zur Suche genutzt (Gesundheit-ein-Menschenrecht, o. D.). Für die Auswahl der zu Interviewenden wurden folgende Ein- und Ausschlusskriterien, wie in der folgenden Tabelle 4.1 zu sehen, festgelegt:

Die Methodik der qualitativen Datenerhebung wurde gewählt, um die lokale Versorgungssituation, -prozesse, -netzwerke und -kommunikation sowie die Herausforderung der Versorgung von Menschen ohne Krankenversicherung zu untersuchen. Die Beteiligungsbereitschaft sowie der Beitragsumfang, gemessen an der Interviewzeit, waren seitens der Organisationen im Vergleich zu den Leistungserbringer:innen deutlich höher. Eine Ursache dafür könnte die zeitliche Ressourcenknappheit sein. Es wurden lediglich Akteur:innen aus dem Raum Lübeck einbezogen, um den genauen Versorgungskontext sowie das bestehende Gesundheitsnetzwerk der Region abzubilden. Laut vorab identifizierter Literatur

V. Köster, *Versorgung von Menschen ohne Krankenversicherung*, BestMasters,
https://doi.org/10.1007/978-3-658-46669-5_4

Tab. 4.1 Ein- und Ausschlusskriterien der semistrukturierten Interviews. (Eigene Darstellung)

Einschlusskriterien	Ausschlusskriterien
• Nicht-Regierungsorganisation im Feld der Versorgung von Menschen ohne Krankenversicherung	• Organisation hat keinen Kontakt zu Menschen ohne Krankenversicherung
• Leistungserbringer:in mit der Bereitschaft zur Versorgung von Menschen ohne Krankenversicherung	• Leistungserbringer:in hat noch keine Menschen ohne Krankenversicherung behandelt
• Tätigkeit in der Organisation (Fallbetreuung)	• Tätigkeiten, ohne Bezug zu Versorgungsabläufen (z. B. Öffentlichkeitsarbeit)
• Angebot im Raum Lübeck	• Organisation in anderen Teilen SH oder anderen Bundesländern

sind die Versorgungssituationen der Gruppe aufgrund von föderal-rechtlichen und politischen Rahmenbedingungen auf Bundesebene sehr heterogen. Daher kann keine direkte Vergleichbarkeit mit den Abläufen in der Versorgung in anderen Bundesländern vorausgesetzt werden. Die Eingrenzung der zu Interviewenden durch weitere Ausschlusskriterien, wie beispielsweise spezifische Kenntnisse über spezielle Hard- und Software oder das Alter, musste aufgrund der schweren Erreichbarkeit und der limitierten Anzahl an Interviewteilnehmer:innen vor Ort verworfen werden.

4.1 Beschreibung der Stichprobe

Im Rahmen der Studie wurden 18 Akteur:innen aus dem Gesundheitswesen in Lübeck kontaktiert, um an leitfadengestützten Interviews teilzunehmen. Nach der Freigabe des geplanten Verfahrens durch die Ethikkommission der Universität zu Lübeck (Votum: 2023_762) erfolgte die Rekrutierung. Im Erhebungszeitraum vom 21.11.2023 bis 22.12.2023 wurde per E-Mail ein Studieninformationsschreiben an die potenziellen Organisationen und Vereine versendet. Es wurden bei einer Rücklaufquote von 56 Prozent zehn Interviews durchgeführt. Zwei Interviews wurden nachträglich ausgeschlossen, da die befragten Organisationen Klient:innen ohne Krankenversicherung vorrangig außerhalb Lübecks versorgen.

Die finale Stichprobe besteht somit aus acht Interviews, von denen zwei als Doppelinterviews mit jeweils zwei Teilnehmer:innen (TN) geführt wurden. Daraus resultiert eine Gesamtzahl von zehn befragten Personen. Hervorzuheben ist die hohe Frauenquote von 90 Prozent in der Stichprobe. Hinsichtlich des Alters lässt sich die Verteilung beobachten, dass 50 Prozent der Interviewteilnehmer:innen zwischen 22 und 33 Jahren alt sind. Etwa 30 Prozent befinden sich im Alter zwischen dem 50. und 60. Lebensjahr. Die fehlenden 20 Prozent gaben an, älter als 60 Jahre zu sein.

Neben drei hauptberuflichen Teilnehmer:innen in Nichtregierungsorganisationen wurden vier ehrenamtliche Personen in zwei weiteren NGOs interviewt. Zwei Teilnehmer:innen gehörten als Leistungserbringer:innen den Fachgebieten Allgemeinmedizin und Gynäkologie an. Alle Interviewpartner:innen waren in der direkten Patientenversorgung und -beratung tätig.

Zusammenfassend lässt sich sagen, dass die Stichprobe eine heterogene Gruppe von Akteur:innen aus dem Gesundheitswesen in Lübeck abbildet, welche sich für die Versorgung von Menschen ohne Krankenversicherung einsetzen. Die Verteilung nach Geschlecht, Alter und Berufsgruppen ermöglicht eine Analyse der verschiedenen Perspektiven auf die Versorgung von Klient:innen ohne Krankenversicherung in der Hansestadt.

4.2 Ergebnisse der Datenauswertung

In diesem Abschnitt werden die Ergebnisse der Inhaltsanalyse nach Kuckartz berichtet, in der das Material in Form von deduktiv und induktiv gebildeten Kategorien zusammengefasst wird.

Mit dem Ziel, das Versorgungsfeld anhand eines semistrukturierten Leitfadens kennenzulernen, wurden die Teilnehmenden zur Darlegung der aktuellen Versorgungsprozesse, der Kommunikationsvorgänge und -mittel und bestehender Herausforderungen in ihren Tätigkeiten angehalten. In der Abbildung 4.1 wird das Kategoriensystem mit sechs deduktiv gebildeten Hauptkategorien und zwanzig induktiven Subkategorien abgebildet. Die Beschreibung und Zusammenfassungen der Kategorien werden zusätzlich mit anonymisierten Interviewzitaten belegt.

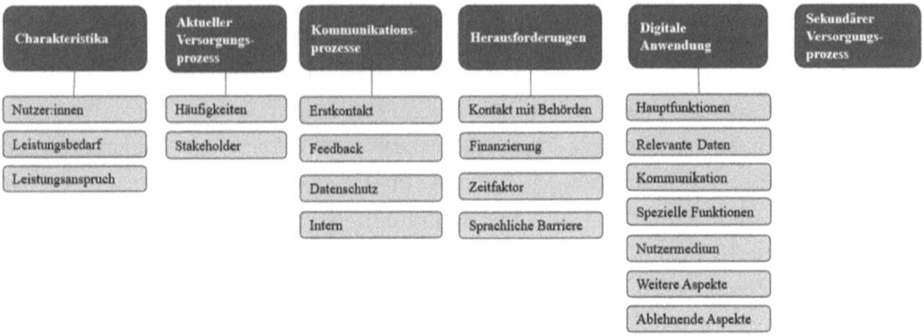

Abb. 4.1 Kategoriensystem. (Eigene Darstellung)

4.2.1 Charakteristika

Die erste Hauptkategorie beinhaltet die charakteristische Beschreibung der befragten TN der Gruppe der Menschen ohne Krankenversicherung, welche im Rahmen unterschiedlicher Bedarfe die ehrenamtlichen Organisationen aufsuchen. Dabei handelt es sich laut der Organisationen bei der Inanspruchnahme um Klient:innen aus Osteuropa, oft ohne Arbeit oder mit prekären Arbeitsverhältnissen in Deutschland. Es kommen oftmals ehemalige Selbstständige, Flüchtlinge, Besucher ohne Auslandskrankenversicherung, illegale Einwohner:innen und Kirchenasylsuchende. Vermehrt besteht auch Kontakt zu jungen Frauen in eheähnlichen Verhältnissen, welche finanzielle Schwierigkeiten haben. So zählt ein/e Interviewteilnehmer:in auf:

> „*[...] der Klassiker: ehemals Selbstständige, die. (..) nicht mehr in Arbeit sind und sich nie irgendwie selbst versichert haben, weil sie sparen wollten. (..) Ja, das sind junge Frauen, die in eheähnlichen Verhältnissen leben und dann aber nicht genug Geld da ist, um sich selbst zu versichern. Was Sie in dem Fall ja müssen, wenn Sie nicht verheiratet sind. Ja, von bis, alles dabei ist [...].*“ (Interview 05)

Die Gründe des Aufsuchens der Beratungsstelle sind vielseitig. Es wird berichtet, dass diese sich grundlegend „nicht von den versicherten Personen unterscheiden.“ (Interview 03). Die Anspruchssequenz ist kurz, da viele nur eine einmalige Versorgungsleistung benötigen. Die Klient:innen warten aus Angst vor fehlendem Aufenthaltsstatus und finanziellen Mitteln lange, bevor sie Hilfe suchen. Beratungsstellen berichten von Gesundheitsproblemen, Ignoranz, Angst vor Ärzten und starkem Widerstand, sich an Termine und Vereinbarungen zu halten. Verständigungsprobleme und Unwissenheit verschärfen laut der NGOs die Situation der Inanspruchnahme. Die Übernahme der Leistungen bei fehlendem Leistungsanspruch erfolgt seitens einzelner Leistungserbringer:innen teilweise kostenlos oder zu einem verhandelten Vergütungssatz, besonders wenn die Betroffenen keine Papiere haben.

4.2.2 Aktueller Versorgungsprozess

Der Versorgungsprozess ist durch die Zusammenarbeit verschiedener Organisationen vor Ort geprägt. Der Ablauf variiert je nach Organisation: Einige vermitteln Patient:innen an Leistungserbringer:innen, während andere Beratungsstellen bereits Voruntersuchungen durch ehrenamtliche Ärzt:innen ermöglichen. Zu Beginn wird der Versicherungsstatus geklärt, und es wird ermittelt, ob ein zuständiger Kostenträger vorhanden ist. Der Prozess beginnt mit der Aufnahme persönlicher Daten und Gesundheitsbeschwerden, gefolgt von einer möglichen Untersuchung. Die Vermittlung an Hausarzt:innen oder Facharzt:innen erfolgt, wobei auch die Kostenübernahme geklärt wird.

> *„Die kommen zu uns in die Beratungsstelle und schildern ihr Krankheitsbild und dann fragen wir halt ab, ob ein Versicherungsschutz besteht oder nicht. Und wenn nicht, und es ist irgendwas Gravierendes, was weiter zum Facharzt muss oder in die Klinik muss, dann vermitteln wir."* (Interview 03)

Die Beratungsstelle spielt eine zentrale Rolle in der Kommunikation mit den einzelnen Akteur:innen und kann auf ein aufgebautes Netzwerk zurückgreifen. Klient:innen werden dann an Leistungserbringer:innen mit entsprechendem Leistungsangebot weitergeleitet, und Untersuchungen sowie die Überprüfung der Medikamentenverfügbarkeit werden von den Leistungserbringer:innen direkt übernommen. Bei Bedarf ziehen diese Fachärzt:innen hinzu. Aus den Interviews geht zudem hervor, dass die LE selten bis nie eigenständig von Menschen ohne Krankenversicherungen aufgesucht werden. Somit sind die LE häufig die zweite Anlaufstelle im Versorgungsprozess. Im weiteren Verlauf wird im Abschnitt der Aufgabenanalyse (5.3) noch einmal detailliert auf den vorgestellten Prozess eingegangen.

4.2.3 Kommunikationsprozesse

Die Kommunikation in den NGOs erfolgt hauptsächlich per Telefon oder E-Mail, wobei das Telefon bei der Kontaktaufnahme mit Leistungserbringer:innen aufgrund von Datenschutzbedingungen bevorzugt wird. Erfasste Daten wie Anamnese, Alter, Geschlecht, Verdacht der Erkrankung sowie Name und Geburtsdatum sind relevant für die Kommunikation in der Weitervermittlung. Zudem sind Leistungserbringer:innen verpflichtet, Informationen über die Behandlung zu dokumentieren, indem zu Beginn eine Fallakte im Praxisverwaltungssystem angelegt wird. Die Akteur:innen bevorzugen eher informelle Kommunikationsprozesse mittels Telefonats oder E-Mail. Datenschutzprobleme bei der Übermittlung sensibler Daten werden wahrgenommen und der Wunsch nach einer sicheren Kommunikationsmöglichkeit mehrfach geäußert.

> *„[...] Deswegen ist es für die erste Terminvereinbarung auch immer gut, das telefonisch zu machen, damit man Geburtsdatum und Name nicht so verschicken muss. [...]“* (Interview 01)

Auch die Dokumentation von Klient:innenfällen wird aufgrund der Datenschutzbestimmungen in der Umsetzung als eingeschränkt wahrgenommen und erfolgt daher papierbasiert.

> *„Wir haben hier Klassiker. So eine Fallakte.[...] Das ist am praktischsten, dann kommen wir auch /. Da können wir dann die Befunde reinpacken, sozusagen. Da haben wir alles und auch für die Rezepte haben wir immer Durchschläge. Da wissen wir immer genau, was wir verordnet haben, über alles [...].“* (Interview 05)

Die Interviewten betonen, wie wichtig Rückmeldungen in den Versorgungsprozessen sind, wobei NGOs öfter damit konfrontiert sind, bei Leistungserbringer:innen und bei den Klient:innen selbst den Versorgungsstand abzufragen. Der unsichere Prozess der E-Mail-Kommunikation wird betont sowie der Wunsch, bessere Lösungen für die Datenschutzproblematik zu finden.

4.2.4 Herausforderungen

Alle beteiligten Akteur:innen stehen aufgrund einer aufgebauten Parallelstruktur vor vielfältigen Herausforderungen. Oftmals sind relevante Informationen sehr heterogen verteilt und es besteht erhebliches Unwissen über die Versicherungspflicht und die Meldepflicht in der Gesundheitsversorgung der betroffenen

Personen. Prozessverzögerungen innerhalb behördlicher Vorgänge und ein hohes Aufkommen an Bürokratie führen dazu, dass Klient:innen trotz ihrer Bemühungen negative Erfahrungen sammeln. Auch Leistungserbringer:innen meiden eher den Kontakt zu Behörden aufgrund fehlender zeitlicher Ressourcen und der fehlenden Zuordnung dieser Aufgabe zu ihrem Tätigkeitsfeld, so eine Leistungserbringer:in aus Lübeck:

> „*Sie möchten einen einspannen für die Hilfe bei der Erlangung einer Krankenversicherung. Das ist nun aber definitiv weder meine Kompetenz noch mein Job (lacht) und das bewegt sich einfach über eine lange, lange Zeit nichts.*" (Interview 06)

Die Finanzierung der medizinischen Versorgung stellt ein weiteres erhebliches Problem dar, da die Kosten für die medizinische Versorgung häufig sehr hoch sind und Kostenträger wie NGOs hauptsächlich durch Spenden finanziert werden.

> „*[...] weil wir finanzieren uns NUR durch Spenden. Wir kriegen keine öffentlichen Gelder, sondern leben rein von Spenden, die ich sozusagen reinhole. Von irgendwelchen Leuten, von Firmen, von einer Stiftung, die uns jedes Jahr bedenkt, sozusagen. Aber das ist der Grundstock.*" (Interview 05)

Schwierigkeiten bei der Behandlung von Patient:innen ohne Krankenversicherung im Krankenhaus oder Probleme bei der Abrechnung von Notfallbehandlungen und Rettungsdiensten sind ebenfalls vorhanden. Die einzelnen Organisationen müssen dabei einen sehr guten Überblick über ihre finanziellen Mittel behalten. Seitens der Leistungserbringer:innen ist es meistens ungewiss, ob die Dienstleistung tatsächlich finanziert werden kann, weshalb diese teilweise auch kostenlos Behandlungen durchführen.

> „*[...] In aller Regel bieten wir dann für sich eine Versorgung zum einfachen Satz an, die vereinbart wird, also zum einfachen GOÄ-Satz, und ob das dann bezahlt wird oder nicht, ist letztendlich Glückssache.*" (Interview 06)

Die zeitlichen Ressourcen von Ehrenamtlichen in NGOs und Leistungserbringer:innen sind zusätzlich begrenzt, da diese häufig nebenberuflich tätig sind. Zudem sind die Prozesse für die Organisation einer Krankenversicherung zeitintensiv und übersteigen oft die zeitlichen Kapazitäten dieser Organisationen. Trotz Fortschritten in der Überwindung sprachlicher Barrieren durch Übersetzungsmöglichkeiten bestehen im Versorgungskontext weiterhin Herausforderungen in der Verständigung, die je nach verwendetem Kommunikationsmittel und Unterstützung durch Angehörige oder Bekannte überbrückt werden. Bis heute besteht die Notwendigkeit offizieller Dolmetscher:innen für die Zusammenarbeit mit den Akteur:innen oder neben der Zuhilfenahme digitaler Übersetzungstools.

4.2.5 Digitale Anwendungen

Zuletzt wurden die Teilnehmer:innen zu potentiellen Vorstellungen der Nutzung einer digitalen Anwendung im Rahmen ihrer Tätigkeit befragt. Dabei gestalteten sich die Antworten gerade aufgrund der heterogenen Stichprobe sehr divers. Es fiel den Interviewteilnehmenden teilweise schwer, die Nutzung einer Technologie in ihre Vorstellung aufzunehmen und konkrete Anforderungen für eine digitale Anwendung zu benennen.

Die aufgegriffenen Organisationen in der Versorgung von Menschen ohne Krankenversicherung benötigen eine digitale Anwendung, um Informationen über Klient:innen effektiv zu sammeln und abzubilden. Diese sind abhängig vom Versorgungsumfang und sollten relevante Daten wie Anamnese, Vorbefunde, Blutwerte, Medikation und Kontaktdaten umfassen. Die Anwendung sollte einen Messenger für die unabhängige Kommunikation und Terminvereinbarung mit verschiedenen Leistungserbringer:innen bieten. Eine Such- und Filterfunktion in der Sammlung von Versorgungsfällen sowie eine Datensammlung der Gesundheitsdienstleister:innen werden als hilfreich angesehen.

> *„[…] in so einer offiziellen Fallakte und dann vielleicht noch neben dazu so eine Chatfunktion zu dem Patienten oder der Patientin, dass man quasi also einmal diese offizielle Akte hat, wo nur so festgelegte Sachen drin sind.[…] Definitiv. (..) Daten, Arzttermine, Dokumente, dann halt eine Chatfunktion, wo man so ein bisschen sagen kann: Ja, ich bin da und dabei, oder ich habe da und da angerufen, habe aber noch nichts zurückgehört und vielleicht eine To-Do-Liste, die man dann auch noch abhaken könnte gemeinsam.“* (Interview 02)

Die Anwendung sollte einen Leitfaden für den Versorgungsprozess und eine Berücksichtigung des Finanzierungsprozesses bieten. Die Verwendung von Follow-Up-E-Mails im Versorgungsprozess wurde als wichtig erachtet. NGOs wünschen sich zusätzlich organisatorische Funktionen wie Checklisten für gemeinsame Aufgaben und eine Chatfunktion für die interne Kommunikation sowie den Austausch mit anderen beteiligten Akteur:innen. Die Befragten bevorzugen die Nutzung der digitalen Anwendung über Laptops und Tablets, aufgrund der Komplexität der Thematik. Die Verwendung von Smartphones im Rahmen der Anwendung wurde eher abgelehnt, da diese häufig nur über ein Mobiltelefon innerhalb der Organisation verfügen und die Anwendung nicht dauerhaft auf dem privaten mobilen Endgerät nutzen möchten.

Einige Barrieren wurden hinsichtlich der Nutzung digitaler Anwendungen genannt, darunter mögliche längere Wartezeiten für Facharzttermine aufgrund schriftlicher Kommunikationswege anstatt der Umsetzung bestehender informeller oder telefonischer Terminvereinbarungen.

> *„Sie wissen ja, die Wartezeiten, und wenn man, wenn man einen Patienten nur eine Überweisung in die Hand drücken würde und sagen geh mal zu dem und dem Facharzt, dann kriegt er in acht bis zwölf Wochen einen Termin. Wenn ich da anrufe und sage: Es geht darum, der ist aber dringlicher nötig. Haben Sie nicht einen Termin für mich innerhalb von acht Tagen? (..) Das ist einfach [...]"* (Interview 05)

Leistungserbringer:innen äußerten Bedenken hinsichtlich der Überladung an Informationen durch die Anwendung, die das Prozedere unübersichtlich machen könnten. Der persönliche Kontakt zu den Patient:innen und der Schutz des Persönlichkeitsaspekts in der Beratung werden als sehr wichtig erachtet. Dieser sollte nicht durch die Verwendung einer digitalen Anwendung verloren gehen.

4.2.6 Sekundärer Versorgungsprozess

In der Kategorie Sekundärer Versorgungprozess wurden wenige Aussagen von Organisationen codiert, welche indirekt vermittelnd tätig sind, indem sie Klient:innen an jeweils passende NGOs weiterleiten. Diese übernehmen in den meisten Fällen keine Finanzierung von Gesundheitsdienstleistungen und kommunizieren häufig mit den wenigen aktiven Organisationen per Telefon für die Vermittlung von Anfragen. Sie sind wie die NGOs häufig, je nach Themengebiet, mit Leistungserbringer:innen vernetzt und werden teilweise staatlich finanziert. Beispiele für diese sekundär erreichten Organisationen sind zum Beispiel Verbände mit dem Versorgungsschwerpunkt für Frauen und/oder Familie oder kirchliche Organisationen.

4.3 Fazit der empirischen Datenerhebung

Die Untersuchung beleuchtet die Herausforderungen und Prozesse im Umgang mit Menschen ohne Krankenversicherung. Die Charakteristika der Zielgruppe zeigen eine Vielfalt von Personen, die aus verschiedenen Gründen auf Unterstützung angewiesen sind. Die NGOs und Leistungserbringer:innen stehen vor der Herausforderung, einen effektiven Versorgungsprozess zu gewährleisten, der häufig von bürokratischen Hürden und einem Mangel an finanziellen Ressourcen geprägt ist. Der aktuelle Versorgungsablauf ist durch eine kooperative Zusammenarbeit verschiedener Organisationen gekennzeichnet, wobei die Beratungsstellen eine zentrale Rolle in der Kommunikation und Vermittlung der Betroffenen spielen. Die Kommunikationsprozesse sind geprägt von langatmigen Absprachen aufgrund schlechter telefonischer Erreichbarkeit und Datenschutzproblemen im Umgang mit sensiblen Gesundheitsdaten. Die Einführung einer digitalen Anwendung, wie einem Kollaborationsportal, wird als potenzielle Lösung für effizientere Prozesse betrachtet, jedoch sind auch hier Herausforderungen wie Datenschutzbedenken und die Aufrechterhaltung einer persönlichen Betreuung zu berücksichtigen.

Analysen

5

Im Rahmen der Konzeptionsentwicklung für eine digitale Anwendung für Menschen ohne Krankenversicherung wurden in Anlehnung an den Human-Centered-Design-Ansatz eine Benutzer:innen- und Aufgaben- sowie eine Kontextanalyse durchgeführt. Die Grundlage für die Analysen wurde durch die zuvor vorgestellte empirische Datenerhebung im Nutzungskontext (Kapitel 4) geschaffen. Die gewählten Methoden nach Preim & Dachselt (2015) unterstützen im folgenden Kapitel dabei, die notwendigen Anforderungen für ein Kollaborationsportal zu definieren.

5.1 Benutzer:innenanalyse

Zu Beginn der Abschlussarbeit wurde eine Stakeholderanalyse im Raum Lübeck durchgeführt. Diese dient der Erfassung des Versorgungskontextes und zur Identifizierung der relevanten Nutzer:innengruppe. Mittels Brainstormings wurden relevante Akteur:innen in interne sowie externe Stakeholdergruppen unterteilt (s. Tab. 5.1). Interne Stakeholder haben dabei direkten Kontakt zu der Zielgruppe und sind aktiv in Versorgungsprozesse integriert oder bieten direkt Gesundheitsdienstleistungen an. Beispiele hierfür sind neben den Schlüsselorganisationen, welche Versorgungsleistungen vermitteln und finanzieren, die ambulanten und stationären Leistungserbringer:innen. Die externen Stakeholder charakterisieren sich über ihre Vermittlungsfunktion als Beratungsstelle, die Hilfsangebote für Menschen mit unterschiedlichen Bedarfen schaffen und dadurch häufig Kontaktpunkt zur adressierten Gruppe der Menschen ohne Krankenversicherung sind.

V. Köster, *Versorgung von Menschen ohne Krankenversicherung*, BestMasters,
https://doi.org/10.1007/978-3-658-46669-5_5

Tab. 5.1 Klassifizierung der internen und externen Stakeholder. (Eigene Darstellung)

Interne Stakeholder	Externe Stakeholder
Nicht-Regierungsorganisationen u. kirchliche Träger: • Medibüro Lübeck e. V. • Praxen ohne Grenzen Stockelsdorf • Diakonie Lübeck – Gesundheitsmobil • Obdachlosenhilfe Lübeck e. V. **Ambulante Versorgung:** • Praxen der Allgemeinmedizin • Praxen der Spezialmedizin **Stationäre Versorgung:** • Universitätsklinikum Lübeck • Sana Klinikum	**Nicht-Regierungsorganisationen u.kirchliche Träger:** • Sprungtuch e. V. • Humanistische Union • Frauen helfen Frauen e. V. • Aidshilfe Lübeck für sexuelle Gesundheit e. V. • Arbeiterwohlfahrt (AWO) – Integrationscenter Lübeck **Städtische Einrichtungen:** • Sozialamt Hansestadt Lübeck

Beispiele hierfür sind die Frauenhilfe sowie Beratungsstellen für Obdachlose, welche häufig mit der Problematik der fehlenden Krankenversicherung konfrontiert sind. Die Analyse wurde als iterativer Prozess im Rahmen der Abschlussarbeit durchgeführt und stetig erweitert. Um die jeweiligen Interessen sowie Chancen und Risiken für die Konzeptionsentwicklung zu reflektieren, wurde in Anlehnung an das Organisationshandbuch des Bundesverwaltungsamtes eine vertiefende Untersuchung durchgeführt (BMI, o. D.).

Fortlaufend wurden für die Benutzeranalyse Personas erstellt, welche zur Abstraktion der Benutzer:innen dienen, die hauptsächlich mit der konzipierten Anwendung interagieren. Dazu wurden einzelne beschriebene Charakteristika aus dem Datenmaterial der eigenen Datenerhebung im Feld und vorhandener Forschungsliteratur zusammengefasst. Im Folgenden werden zwei primäre *Personas* als Hauptpersonen aus zwei unterschiedlichen Organisationen dargestellt. Um das System zu ergänzen und die unterschiedlichen Bedürfnisse der Nutzer:innen abzubilden, wurden zusätzlich eine *sekundäre Persona* (s. Abb. 5.3) als Nebenfigur und eine *versorgte Persona* (s. Abb. 5.4) entwickelt.

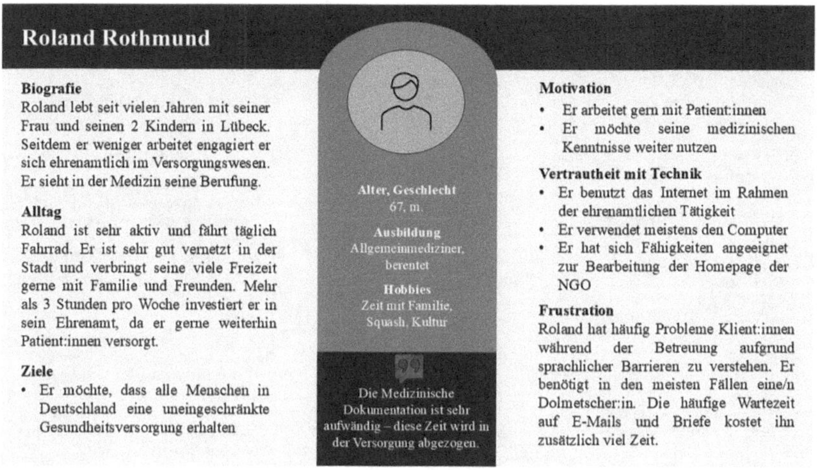

Abb. 5.1 Primäre Persona I. (Eigene Darstellung)

In Deutschland engagieren sich etwa 16,06 Millionen Menschen in einem Ehrenamt (Graefe, o. D.). Die primäre Persona I (Roland Rothmund) stellt eine dieser fiktiven Personen dar, die anhand weiterer Recherchen eine durchschnittliche ehrenamtlich-engagierte Personen in Deutschland abbildet. Der ehemalige Leistungserbringer (Persona I), mittleren Alters investiert wie weitere 17,1 Prozent seiner Gruppe mehr als zwei Stunden pro Woche in seine ehrenamtliche Aktivität. Mit einer deutlichen Zunahme an Aktiven in der Altersgruppe der > 65-Jährigen, gehört auch Roland Rothmund (67) zu den Menschen mit einer höheren Schulausbildung und einem höheren Haushaltsnettoeinkommen (Graefe, o. D.). Seine Tätigkeit erbringt er unentgeltlich in einer Organisation in Lübeck, welche sich um Menschen ohne Krankenversicherung kümmert.

Die primäre Persona II (Lisa Berger) stellt hier eine fiktive Person dar, die aufgrund der hohen Anzahl an weiblichen Teilnehmerinnen, im Rahmen der Datenerhebung, bewusst in den Fokus der Analyse gestellt wird, um eine heterogene Benutzer:innengruppe abzubilden. Die Auswertungen des Bundesministeriums für Familie, Senioren, Frauen und Jugend zeigen, dass Frauen sowie Männer ihr Engagement gleich häufig ausüben. Seit dem Jahr 2021 ist die Zahl der Aktiven ab dem 14. Lebensjahr um fast zehn Prozent gestiegen, weshalb auch die jüngere Generation als wichtige Benutzer:innengruppe in dem Setting Berücksichtigung finden sollte (BMFSFJ, 2021).

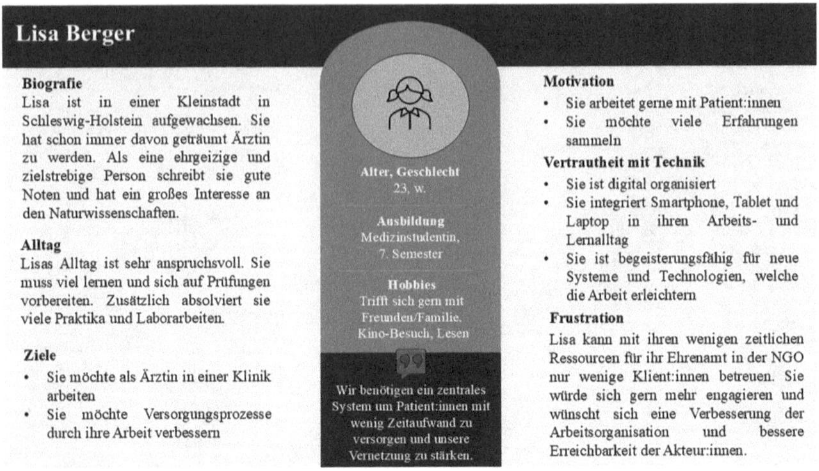

Abb. 5.2 Primäre Persona II. (Eigene Darstellung)

Die sekundäre Persona (Dr. Cornelia Kuckartz) wurde zwar den internen Stakeholdern zugeordnet, wird jedoch nicht direkt in die Interaktion mit der Benutzungsschnittstelle eingeplant (s. Abb. 5.4). Sie fungiert im Prozess als zweite Kontaktstelle im Rahmen der medizinischen Versorgung von Menschen ohne Krankenversicherung. Es wird in den Ausblick gestellt, dass die Persona der Fr. Dr. med. Kuckartz im Rahmen einer Weiterentwicklung betrachtet werden sollte, da diese ein Teil des Kollaborationsnetzwerkes darstellt und von effizienteren Kommunikations- und Datentransferwegen in der Versorgung der Gruppe profitiert.

Zuletzt wird der dargestellte Patient/ Klient (s. Abb. 5.4), welcher grundlegend tertiär von der Anwendung einen großen Mehrwert erhält, anhand von wissenschaftlichen Analysen repräsentativ für die Zielgruppe vorgestellt. Auch dieser sollte in weiteren Schritten als Nutzer:in des Kollaborationsportals Berücksichtigung finden und integriert werden. Die aktuellen Aussagen des Monitoringberichts der Organisation *Ärzte der Welt* bestätigen, dass die meisten Personen ohne Krankenversicherung von monetärer Armut und ungesicherten Einkommens- und Wohnverhältnissen betroffen sind. Die Auswertung zeigt auch, dass beispielsweise 56 Prozent der Patient:innen aus anderen EU-Mitgliedsländern auf der Straße oder in Notunterkünften leben. Etwa ein Drittel übernachtet bei Freund:innen, der Familie oder am Arbeitsplatz (Varnaccia et al., 2023).

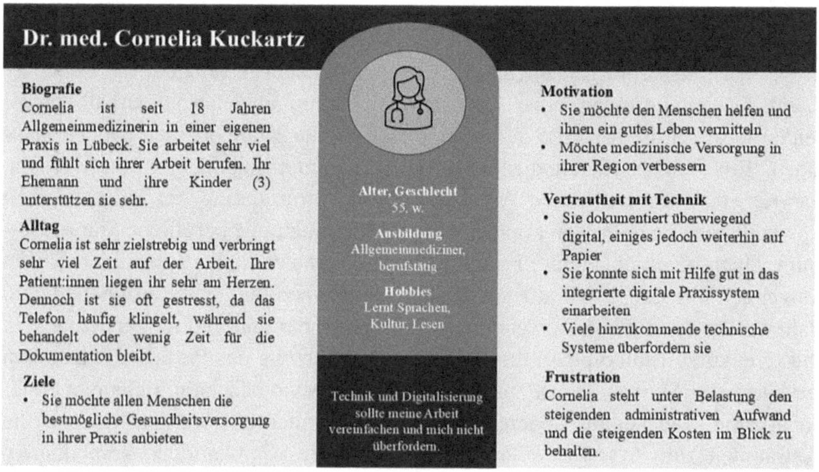

Abb. 5.3 Sekundäre Persona. (Eigene Darstellung)

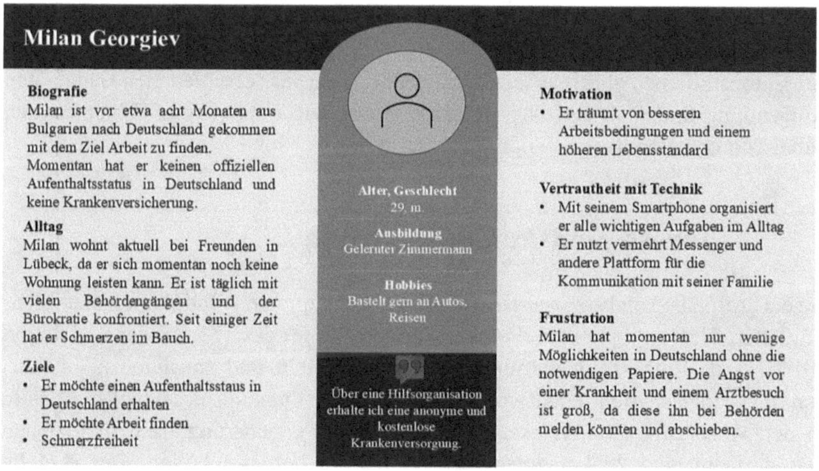

Abb. 5.4 Versorgte Persona. (Eigene Darstellung)

Zusammenfassend wurden für das zukünftige System zwei Benutzer:innengruppen identifiziert: die ehrenamtlichen Aktiven der NGOs in Lübeck sowie Leistungserbringer:innen, die Gesundheitsdienstleistungen im Lübecker Raum für Patient:innen ohne Krankenversicherung anbieten. Innerhalb dieser beiden Gruppen ist das Bild aufgrund verschiedener Komponenten äußerst heterogen. Einerseits variieren die Nutzer:innen in unterschiedlichen Altersstadien, was teilweise die technische Affinität und die Vorerfahrung mit verschiedenen Anwendungen beeinflussen könnte. Aber auch der aktuelle berufliche Status (Studium, Hauptberuflich, Rente) bringt unterschiedliche zeitliche Ressourcen für die Nutzenden mit sich, um ein neues System zu erlernen und damit zu interagieren. Daher sollte die digitale Anwendung schnell erlernbar und intuitiv benutzbar sein und eine kurze Einlernphase ermöglichen. Die Nutzung des Portals sollte zudem im Alltag der Aktiven keinen zusätzlichen Zeitaufwand bedeuten. Bekannte Funktionalitäten, welche aus anderen Anwendungen integriert werden, können die Vertrautheit zum System erhöhen und gewünschte Applikationen kombinieren. Die identifizierten Funktionalitäten können die Kommunikation zwischen den Nutzergruppen erleichtern und den Zugang zu relevanten Informationen und Ressourcen vereinfachen. Das Portal sollte dabei die Sicherheit und Vertraulichkeit der Daten der Nutzer:innen gewährleisten.

Zudem sollte die Anwendung in den jeweiligen Settings und Tagesstrukturen der Ehrenamtlichen abrufbar sein. Dazu sollte diese auf verschiedenen Endgeräten Anwendung finden. Die Kommunikationsgeräte wie Laptop oder Tablet wurden dabei von den Benutzer:innengruppen bevorzugt genannt.

5.2 Prozess- und Aufgabenanalyse

In der Aufgabenanalyse werden die Prozessabläufe und Tätigkeiten der identifizierten Nutzergruppen in Form des Business Process Modell and Notation (BPMN) als Prozessmodelierungsstandard dargestellt und anschließend in kurzen Problemszenarien erläutert. Die Darstellung dient dazu, aktuelle Abläufe in der Versorgung von Menschen ohne Krankenversicherung nachzuvollziehen und diese in dem zu konzipierenden System zu berücksichtigen. Der aktuelle IST-Prozess (s. Abb. 5.5) unterscheidet sich dabei minimal zwischen den primär agierenden Organisationen A und B. Die Organisation B differenziert sich durch die eigenständige medizinische Untersuchung und Erstanamnese der Klient:innen, was durch die ehrenamtlich-aktiven Mediziner:innen umgesetzt wird. In einem weiteren Schritt werden die Teilprozesse kleinschrittig aufgezeigt und mittels Problemszenarien verdeutlicht. Akteur:innen wie Leistungserbringer:innen oder Patient:innen werden hier mit dem Kurzwort LE oder Pat. beschrieben.

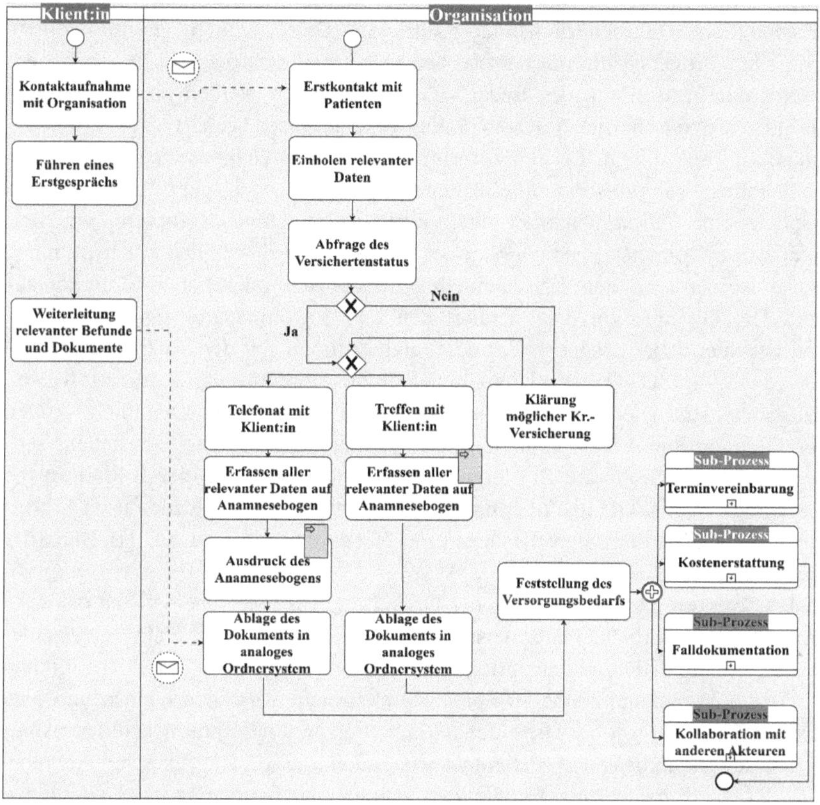

Abb. 5.5 BPMN: Allgemeiner Versorgungsprozess – Organisation A. (Eigene Darstellung)

Im ersten Prozessdiagramm ist der allgemeine Versorgungsablauf einer von zwei befragten NGOs dokumentiert. Der Prozess beginnt damit, dass eine Person ohne Krankenversicherung, im Folgenden als Klient oder Klientin bezeichnet, die Organisation aufgrund gesundheitlicher Probleme aufsucht. Diese Kontaktaufnahme erfolgt in der Regel telefonisch über eine Sprechstundennummer oder per E-Mail an eine Kontaktadresse. Nach der Kontaktaufnahme wird zeitnah ein

Termin vereinbart und es erfolgt ein Erstgespräch. Die als Schlüsselorganisation identifizierte Organisation (A) erfragt dabei den Versicherungsstatus der zu versorgenden Person und nutzt unabhängig von Telefonat oder Präsenzgespräch einen vorabgedruckten Erstanamnesebogen, der während des Gesprächs durch ehrenamtliche Mitarbeiter:innen ausgefüllt wird. Dieses Dokument wird in einem speziellen Ordnersystem mit entsprechender Kennung chronologisch abgeheftet.

Mit der Feststellung des Bedarfs der Klient:innen werden parallel mehrere Teilprozesse durch die NGO in Gang gesetzt. Dazu gehört die Terminvereinbarung mit einem Leistungserbringer, um eine Diagnose zu stellen und Maßnahmen zur Versorgung einzuleiten. Es wird auch geprüft, ob weitere Aspekte eine Zusammenarbeit mit anderen Akteur:innen erfordern, wie beispielsweise Dolmetscher:innen oder der Frauenhilfe bei weiblichen Klient:innen. Diese werden von den Ehrenamtlichen telefonisch oder per E-Mail kontaktiert. Die Organisation dokumentiert den Fall sowohl analog als auch digital und beachtet dabei besondere Datenschutzbestimmungen der Datenschutzgrundverordnung (DSGVO). Nachdem der Fall aufgenommen ist, werden weitere Aufgaben identifiziert und gegebenenfalls intern unter allen ehrenamtlich Aktiven der Organisation A aufgeteilt. Um eine Zahlungsgarantie sicherzustellen, sendet die Organisation eine Bestätigung der Kostenübernahme per E-Mail an die zuständige Praxis. Die involvierten Leistungserbringer:innen senden nach Erbringung der Gesundheitsdienstleistung eine Rechnung per Post an das Büro der Organisation A.

Die zweite Prozessdarstellung der Organisation B unterscheidet sich dahingehend, dass die vorhandenen Praxisräume und die Anwesenheit eines Arztes/einer Ärztin, welche/r dort ehrenamtlich aktiv ist, es ermöglichen, dass Klient:innen sich nach Kontaktaufnahme zu Sprechstundenzeiten vorstellen können und eine Erstuntersuchung erfolgt. Die ehrenamtliche Person übernimmt neben dem Anlegen einer papierbasierten Patientenkartei auch die organisatorische Aufgabe, eine Krankenversicherung für die Patient:innen zu beschaffen oder alternative Finanzierungswege zu finden, sollte diese/r nicht versichert sein.

Die/der approbierte Arzt/Ärztin stellt einen ersten Befund. Bei geringfügigen gesundheitlichen Problemen, die mit anderen Mitteln gelöst werden können, zum Beispiel die Gabe von Medikamenten oder die Versorgung von Wunden, bleibt die Versorgung der Klient:innen innerhalb der Organisation. Bei Verdachtsdiagnosen und/oder fehlenden Mitteln wird mittels Telefons ein Termin mit einem anderen Leistungserbringer:innen vereinbart, und der Patient wird für die Versorgung weitergeleitet. Auch hier werden die gleichen Teilprozesse wie im zuvor beschriebenen Prozess der Organisation A durchgeführt. Der genaue Prozessablauf zum soeben geschilderten Vorgehen kann aus dem Anhang

A im elektronischen Zusatzmaterial entnommen werden. Die Darstellung der Teilprozesse dient dem Ziel, die Probleme in den aktuellen IST-Prozessen zu identifizieren. Dafür werden Problemszenarien als eine Variante verwendet, um die aktuelle Situation in dieser Entwicklungsphase der Anwendung zu beschreiben (Rossson & Carroll, 2002). Die folgenden Szenarien arbeiten mit den vorab erstellten Personas und repräsentieren diverse fiktive Situationen, die im Alltag der Aktiven relevant sind.

Teilprozess I: Dokumentation des Falls

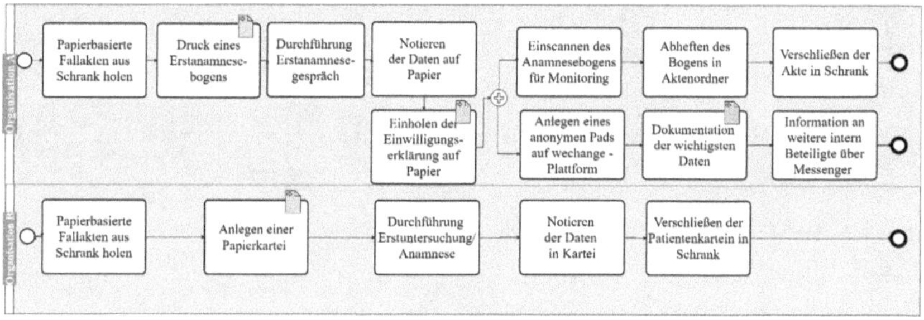

Abb. 5.6 BPMN: Teilprozess Dokumentation des Falls. (Eigene Darstellung)

Problemszenario I: Effizienzprobleme bei der Fallanlegung und -Bearbeitung
Lisa führt heute ein Erstanamnesegespräch mit einer neuen Klientin, die aufgrund von Beinschmerzen die Organisation (A) über das Sprechstundentelefon kontaktiert hat. Die Klientin spricht sehr gut Englisch, was es Lisa ermöglicht, das Gespräch ohne weitere Übersetzungshilfe persönlich im Büro zu führen. Für das Gespräch benötigt Lisa jedoch einen Ausdruck des allgemein erstellten Erstanamnesebogens der Organisation. Da sie zu Hause über keine Druckmöglichkeiten verfügt, ist sie auf die Ressourcen im Büro angewiesen. Während des Gesprächs notiert Lisa eine Vielzahl von Informationen und bittet die Klientin bereits zu Beginn um ihre Einwilligung, damit die Organisation die Daten für ein Monitoring nutzen kann. Nach dem Gespräch beginnt der organisatorische Teil von Lisas Arbeit. Sie benötigt teilweise mehrere Anwendungen, die gleichzeitig auf ihrem privaten PC und Smartphone laufen, um die verschiedenen Schritte der anonymen Dokumentation des Falls auf einer zusätzlich genutzten Plattform zu dokumentieren und andere Mitarbeiter:innen über den Fall und das Vorgehen zu informieren. Für die Kommunikation nutzt sie einen Messenger, was dazu führt,

dass sie losgelöst von der Fallansicht, ob papierbasiert oder digital, häufig doppelt dokumentieren und eine Vielzahl an Informationen weiterleiten muss.

Teilprozess II: Terminvereinbarung

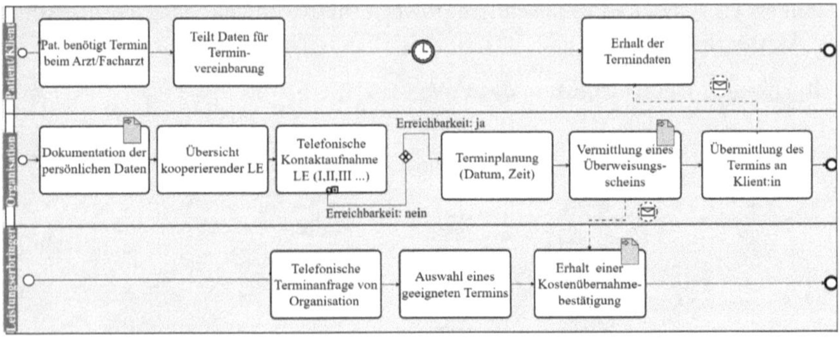

Abb. 5.7 BPMN: Teilprozess Terminvereinbarung. (Eigene Darstellung)

Problemszenario II: Komplexität der Terminvereinbarung

Lisa Berger ist als Studentin sehr engagiert in der Betreuung von Menschen ohne Krankenversicherung in einer NGO in Lübeck. Neben ihrem zeitaufwändigen Studium ist sie momentan überwältigt von den vielen Aufgaben, die mit ihrer ehrenamtlichen Arbeit verbunden sind. Als Verantwortliche für die Patientenversorgung und die Vermittlung von Terminen an kooperierende Praxen in Lübeck steht sie vor mehreren Herausforderungen: Lisa hat vor einigen Tagen eine E-Mail erhalten, mit der sich ein neuer Versorgungsfall eröffnet. Sobald sie die Daten des/der Klient:in erfasst, wobei der Name und das Geburtsdatum relevant sind, beginnt sie in den häufigsten Fällen mit der Suche nach einem/r Allgemeinmediziner:in. Sie arbeitet dabei regelmäßig mit einer vordefinierten Liste von Leistungserbringer:innen, die bereit sind, mit der Organisation zusammenzuarbeiten. Die Koordination dieser Ärzt:innen erfordert viel Zeit und Mühe. Da viele Klient:innen möglicherweise nicht die Landessprache sprechen, ist häufig die Unterstützung von Dolmetscher:innen oder Bekannten für die Übersetzung notwendig. Dies erhöht die Komplexität der Kommunikation und erfordert zusätzliche Organisation. Neben der Kommunikation mit der Praxis, erfolgt parallel der Transfer mit dem/der Klient:in mittels Telefons oder E-Mail. Für den Termin muss Lisa zusätzlich sicherstellen, dass die Praxis die Leistung finanziert bekommt und ihr/e Klient:in sie nach der Untersuchung über den Verlauf und die nächsten Schritte zeitnah informiert. Dazu sind häufige Rückfragen bei den Akteur:innen notwendig. Es stört sie sehr, dass sie als Schnittstelle fungiert, indem sie die häufigen Informationen von einem Punkt zum nächsten trägt, da sie dadurch eine hohe Erreichbarkeit und eine gute Organisation leisten muss, die während eines Tages an der Universität mit anderen Verpflichtungen nur schwer leistbar ist. Insgesamt steht Lisa vor der Herausforderung, diese komplexen Abläufe zu koordinieren und sicherzustellen, dass alle Beteiligten, einschließlich Klienten:innen, Ärzt:innen und weitere hinzugezogenen Organisationen, effektiv miteinander kommunizieren.

Teilprozess III: Kostenerstattung

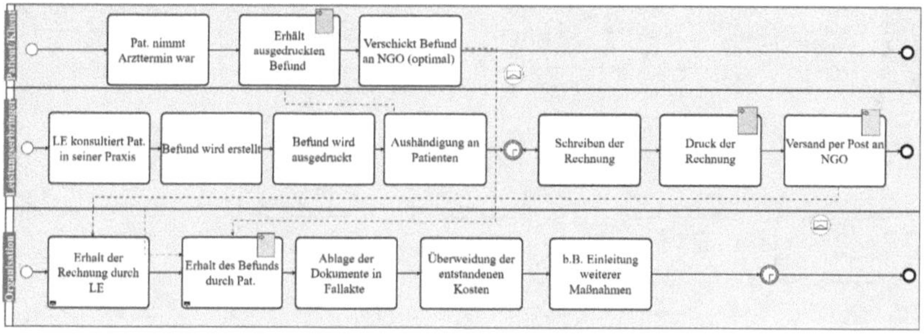

Abb. 5.8 BPMN: Teilprozess Kostenerstattung. (Eigene Darstellung)

Problemszenario III: Verzögerter Informationsvorgang hat Auswirkungen auf Patientenversorgung

Roland Rothmund, ein Rentner mit einem aktiven Lebensstil, engagiert sich ehrenamtlich in einer Organisation (B), die Menschen ohne Krankenversicherung versorgt oder für eine angemessene Versorgung vermittelt. Seine wöchentliche freiwillige Arbeit beansprucht einen beträchtlichen Teil seiner Zeit, aber er fühlt sich erfüllt durch die Hilfe, die er leisten kann.

Heute ist Roland für die Post zuständig und macht sich auf den Weg zu den Räumlichkeiten der Organisation (B). Sein Ziel ist es, die Rückmeldungen der LE zu erhalten, an die er einige Patient:innen vermittelt hat, sowie offene Rechnungen zu begleichen. Als er den Briefkasten öffnet, ist er enttäuscht – er ist leer. Diese Situation ist nicht neu für Roland, der oft außerhalb der regulären Sprechstundenzeiten nach der Post sehen muss. Die häufigen Verzögerungen führen zu

Zahlungsrückständen oder verzögern den Fortschritt der Behandlung der Patient:innen. Auf dem Rückweg zu seiner Familie, die bereits auf das gemeinsame Abendessen wartet, fällt Roland ein, dass er noch wichtige Informationen aus einer Rechnung eines Patienten benötigt. Er ist genervt, weil er diese Informationen nur aus der Papierakte der Patient:innen im verschlossenen Büro bekommen kann. Diese zusätzlichen Wege und Verzögerungen belasten ihn zunehmend, da er sich wünscht, diese Zeit lieber mit seiner Familie oder anderen Aktivitäten zu verbringen.

Teilprozess IV: Kollaboration mit anderen Akteuren

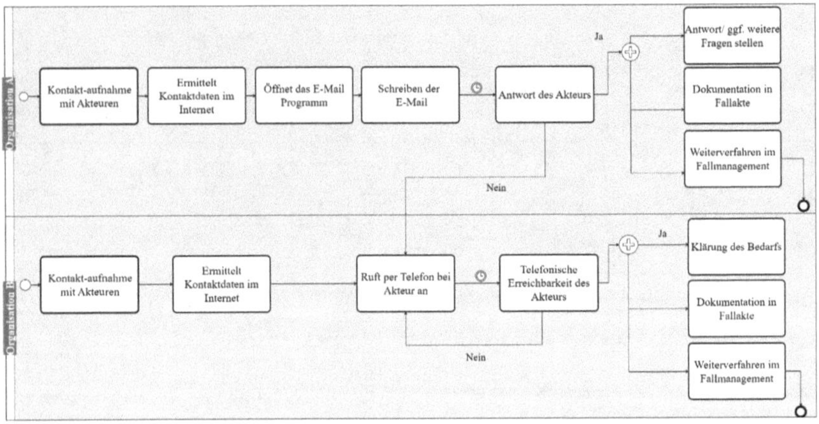

Abb. 5.9 BPMN: Teilprozess Kollaboration mit anderen Akteur:innen. (Eigene Darstellung)

Problemszenario IV: Schwierigkeiten bei der Kontaktaufnahme mit wichtigen Akteur:innen

Roland Rothmund plant heute, in seiner ehrenamtlich zugewiesenen Zeit wichtige Akteur:innen für seine Tätigkeit zu kontaktieren, wie beispielsweise eine/n Dolmetscher:in für einen Patienten. Zuerst greift er nach seinem Mobiltelefon und wählt eine Nummer eines Akteurs aus einer vorher zusammengestellten Liste. Leider ist die gewählte Nummer nicht besetzt, da Roland vermutlich außerhalb der regulären Sprechstundenzeiten anruft. Er versucht eine weitere Nummer, doch auch hier ertönt das Besetztzeichen. Roland ist frustriert. Obwohl die Liste der potenziellen Kontakte übersichtlich ist, beschließt er eine E-Mail zu verfassen und hofft auf eine schnelle Rückmeldung. Nachdem er die E-Mail mit einer ausführlichen Darstellung des Patient:innenfalls vorbereitet hat, sendet er sie an verschiedene Organisationen. Roland wartet auf eine Antwort, damit die Versorgung des Patienten fortgesetzt werden kann. Erfahrungsgemäß dauert es jedoch lange, bis er Rückmeldungen von den kontaktierten Akteur:innen erhält, und es besteht die Gefahr, dass keine Dolmetscher:in für den bereits vereinbarten Termin mit dem Patienten verfügbar ist. Dadurch kann die Kommunikation erheblich gestört werden. Da Roland keine weiteren Möglichkeiten sieht, entscheidet er sich, an einem anderen Tag weitere Zeit zu investieren und den Kontaktversuch erneut zu starten.

Die Analyse der identifizierten Aufgabenabläufe verdeutlicht die Komplexität der Versorgung von Menschen ohne Krankenversicherung. Diese Vielschichtigkeit birgt bekannte Problemstellungen aus dem Bereich der Gesundheitsversorgung, die sowohl ehrenamtliche Helfer:innen als auch andere beteiligte Akteur:innen vor große Herausforderungen stellen. Die Ergebnisse aus Kapitel 4 zeigen, dass beispielsweise die Übermittlung von Gesundheitsdaten, sei es im Rahmen der Terminvereinbarung oder der Abwicklung von Kostenerstattungen, zu erheblichen Verzögerungen im Versorgungsprozess führen kann. Daher ist es entscheidend, im Rahmen der Entwicklung digitaler Anwendungen Lösungsansätze zu finden, um relevante Daten unabhängig von der telefonischen Erreichbarkeit der Akteure auszutauschen. Eine sichere Datensammlung kann dabei helfen, Informationsbeschaffungswege zu verkürzen und die Flexibilität bei der Organisation der Versorgung von Menschen ohne Krankenversicherung zu erhöhen. Die Gesamtbetrachtung aller detailliert dargestellten Problemszenarien I bis IV zeigt, dass eine hohe Organisationskomplexität zudem aufgrund fehlender Vernetzung und fehlender Alternativen an Kommunikationswegen in dem Setting der medizinischen Versorgung von Menschen ohne Krankenversicherung besteht. Diese identifizierten Kommunikationshürden sind neben weiteren Erschwernissen wie der eingeschränkten Erreichbarkeit der Akteur:innen, langen Warte- und Rückmeldezeiten und einem ineffizienten und zeitaufwendigen Informationszugang weitere Ursachen für einen verzögerten Prozess der Patient:innenversorgung. Die Probleme in den Teilprozessen führen in den meisten Versorgungsfällen zu Verzögerungen und enormen Zeitaufwänden seitens der engagierten Ehrenamtlichen der Organisationen, welche grundlegend nur über begrenzte Ressourcen verfügen.

5.3 Kontextanalyse

Der Versorgungskontext für Menschen ohne Krankenversicherung ist geprägt durch kooperative Prozesse unterschiedlichster Akteur:innen im Gesundheits- und Sozialwesen. Trotz der Beteiligung verschiedener Gesundheitsakteure findet die Versorgung oft außerhalb der regulären Dienste statt. Unversicherte Personen haben die Möglichkeit, neben dem Aufsuchen vorhandener Räumlichkeiten wie kleinen Praxen oder Büros der Beratungsstellen, auch per E-Mail oder Telefon einen spezielle Sprechstundenkontakt in Anspruch zu nehmen.

Beispielhaft besteht eine solche Praxis aus einem Untersuchungszimmer mit einer Liege, einem Schreibtisch und diversen medizinischen Geräten, wie einem Ultraschallgerät. Die Räumlichkeiten sind in vielen Fällen Bestandteile anderer Einheiten, wie beispielsweise Praxisverbänden. Neben Medikamenten, welche mittels Spenden verfügbar sind, wird die schriftliche Dokumentenablage der Versorgungsfälle innerhalb der Räume verschlossen verwahrt. Die Verfügbarkeit technischer Geräte wie Computer, Laptops, Tablets oder Smartphones innerhalb der Organisation ist sehr heterogen. Organisation A besitzt beispielsweise lediglich ein mobiles Sprechstundentelefon, das temporär innerhalb der Organisation weitergereicht wird. Die Ehrenamtlichen sind in der Regel auf ihre eigenen Geräte für die Bearbeitung von Aufgaben im Rahmen ihres Ehrenamtes angewiesen.

Organisation B verfügt dagegen über eine Vielzahl technischer Geräte für die Diagnostik und einen Medikamentenvorrat, was ihr ermöglicht, einige Klient:innen eigenständig zu versorgen. Auch hier wird ein Sprechstundentelefon verwendet, das jedoch nur während der Sprechzeiten telefonische Erreichbarkeit gewährleistet. Die ehrenamtlichen Ärzt:innen arbeiten hauptsächlich papierbasiert, nutzen für E-Mails jedoch einen Laptop, der in den Räumlichkeiten der Praxis verbleibt. Die Erreichbarkeit der NGOs für Menschen ohne Krankenversicherung ist aufgrund der kurzen Sprechzeiten (teilweise zwei Stunden pro Woche) erschwert. Der Kontakt per E-Mail ist jederzeit möglich, kann jedoch je nach zeitlichen Ressourcen der Ehrenamtlichen eine Wartezeit erfordern.

Im Vergleich zu den räumlichen Gegebenheiten und verschiedenen Arbeitsabläufen sind die technischen Rahmenbedingungen der Nutzer:innen relativ homogen. Alle Nutzer:innen besitzen ein privates Smartphone, das sie für die Versorgung und Kommunikation verwenden. Primäre und sekundäre Stakeholder haben zwar Zugang zu einem Sprechstundentelefon, das jedoch nicht immer flexibel für alle verfügbar ist. Alle Nutzer:innen besitzen außerdem einen privaten Laptop oder ein Tablet, das im Rahmen ihrer Tätigkeiten integriert wird.

Aufgrund der mobilen Arbeit der ehrenamtlich Aktiven, die durch begrenzte zeitliche Ressourcen geprägt ist, erfolgen die Aufgaben außerhalb der Sprechzeiten eher im privaten Umfeld. Die Organisationsstruktur der einzelnen NGO ist daher auch selten vergleichbar. Oftmals werden Klient:innenfälle und Aufgaben nach den zeitlichen Ressourcen der Ehrenamtlichen verteilt. Da die Dokumentation der Fälle meist analog erfolgt, sind Drucker für Hard- und Software erforderlich. Die Mehrheit der Interviewteilnehmer:innen gab an, für die Dokumentation eher Laptops zu verwenden, da die Abläufe häufig komplex sind und auf einem größeren Bildschirm besser erfasst werden können. Geeignete Hardware wie Bildschirm und eine Tastatur ermöglichen dabei eine effizientere Arbeitsweise.

Wie in der Datenerhebung bereits identifiziert, ist die Finanzierung der Versorgung erschwert und erfolgt lediglich in Einzelfällen durch wenige zusätzliche Gelder der Stadt Lübeck, wie zum Beispiel aus dem Integrationsfond, sowie durch Spenden von Stiftungen, Spendenaufrufen oder Veranstaltungen (Hansestadt Lübeck, 2024). Die Höhe der finanziellen Mittel bestimmt die Anzahl der zu versorgenden Personen und den Umfang der Versorgung. Einmal im Jahr muss die geförderte NGO ihre Aktivitäten und Ausgaben bei den Finanzierungsstellen nachweisen. Aus der aktuellen Gesetzgebungslage geht hervor, dass es bisher keine gesetzliche Grundlage für die Finanzierung der Versorgungsleistungen für Menschen ohne Papiere gibt. Diese Gruppe ist von den Auswirkungen der Problematik besonders betroffen, da keine Sozialleistungen oder Leistungen im Rahmen des Asylbewerbergesetzes die Gesundheitsversorgung rechtlich absichern. Diese Versorgungslücke führt dazu, dass Prozesse in diesem Bereich teilweise außerhalb der Regelversorgung stattfinden und von den jeweiligen örtlichen Angeboten der Nichtregierungsorganisationen abhängig sind (BAG, 2023).

Die Analyse des Feldes zur Identifizierung wichtiger Anforderungen in den Unterkapiteln 5.1 bis 5.3 bringt drei relevante Gruppen hervor. Ehrenamtlich Aktive aus NGOs und weiteren Organisationen, welche lediglich Menschen ohne Krankenversicherung vermitteln, stellen die potenziellen Benutzer:innengruppen das geplanten Kollaborationsportal dar. Auch Leistungserbringer:innen sind eine relevante Gruppe, werden aber im Versorgungsprozess sekundär eingeordnet. Die erstellten Personas beschreiben dabei unterschiedliche Bedürfnisse und Herausforderungen, welche, wie auch die Zusammensetzung der Stichprobe zeigt, sehr heterogen und vom geplanten Versorgungsprozess abhängig sind. Da Bedürfnisse und Herausforderungen stark variieren und vor allem die ehrenamtlichen

Personen (Primäre Persona I + II) als Hauptnutzer:innen des Systems identifiziert wurden, bilden die dargestellten Probleme der abgebildeten Teilprozesse, wie beispielsweise die Komplexität der Terminvereinbarung, der verzögerte Informationsvorgang in der Versorgung, die fehlende Übersicht und Bearbeitung von Fällen oder die Schwierigkeit bei der Kontaktaufnahme mit beteiligten Akteur:innen, eine Grundlage in der Anforderungsanalyse. Den Herausforderungen stehen die benutzerspezifischen Problemstellungen wie die zeitliche Ressourcenknappheit im Rahmen ehrenamtlicher Tätigkeiten gegenüber. Mit der Betrachtung der bereits benannten Herausforderungen wie der Terminvereinbarung, der Kostenerstattung, der Dokumentation von Klient:innendaten und der eingeschränkten Vernetzung beteiligter Gesundheitsakteur:innen werden Features im nachfolgenden Kapitel anhand der Methodik der User Stories erstellt.

5.4 Anforderungen

In der Anforderungsanalyse wird eine Anforderung als „eine Bedingung oder Fähigkeit, die von einem Benutzer zur Lösung eines Problems oder zur Erreichung eines Ziels benötigt wird“, definiert (Preim & Dachselt, 2015, S. 99). Die in der Anforderungsanalyse erstellten User Stories dienen hierbei der konkreten Beschreibung der identifizierten erforderlichen Funktionen. Anhand der in Abschnitt 5.2 entwickelten Problemszenarien wurden folgende vier Feature-Sets erstellt, welche in ein bis vier User Stories unterteilt sind. Formulierte Akzeptanzkriterien pro User Story dienen als Messinstrumente zur Erfüllung der formulierten Funktionen, welche nachfolgend in Tabelle 5.2 einsehbar sind.

Tab. 5.2 User Storys und Akzeptanzkriterien. (Eigene Darstellung)

Feature	User Story [U]	Akzeptanzkriterien [AK]
Falldokumentation	[U1] Als Ehrenamtliche/r möchte ich Klient:innendaten pseudonymisiert und übersichtlich dokumentieren, um zu jederzeit Einsicht über den aktuellen Stand der Versorgung zu erhalten.	[AK 01] Eine Eingabemaske ermöglicht es mir relevante Klient:innendaten in einer Fallkartei zu erfassen.
		[AK 02] Die Daten in der Eingabemaske werden während der Versorgung auf dem Portal gespeichert und können jederzeit verändert oder gelöscht werden.

(Fortsetzung)

Tab. 5.2 (Fortsetzung)

Feature	User Story [U]	Akzeptanzkriterien [AK]
	[U2] Als Ehrenamtliche/r möchte ich die Klient:innendaten jederzeit digital abrufen können, um mich über den aktuellen Stand der Versorgung zu informieren.	[AK 01] Die Anmeldung mittels eines Benutzerprofils ist zu jederzeit mittels eines Endgeräts wie Laptop oder Tablet möglich.
		[AK 02] Eine Übersicht verschafft mir einen Überblick zum aktuellen Stand der Versorgung sowie wichtige Termine meiner Klient:innen.
	[U3] Als Ehrenamtliche/r möchte ich durch die Versorgung des angelegten Falles navigiert werden, um keine relevanten Maßnahmen zu vergessen.	[AK 01] Das System gibt mir relevante Maßnahmen vor und zeigt diese in Form einer Roadmap an.
		[AK 02] Das System leitet mich nach abschließen einer Aufgabe zum folgenden Prozessschritt weiter.
		[AK 03] Das System erkennt fehlende Eingaben in der Fallübersicht und weist auf die Dateneingabe hin.
Terminverein-barung	[U4] Als Ehrenamtliche/r möchte ich direkt und ohne Wartezeit einen Termin für eine/n Klient:in vereinbaren, um eine schnellstmögliche Behandlung zu gewährleisten.	[AK 01] Das System erstellt eine Übersicht aller kooperierenden Leistungserbringer:innen im Versorgungsraum.
		[AK 02] Das System ermöglicht eine Suche nach spezifischen Leistungserbringer:innen (Fachgebiet) oder einem spezifischen Versorgungsraum (PLZ).
		[AK 03] Das System zeigt nach Eingabe eines Terminwunsches (Tag/Zeit) eine Auswahl an Leistungserbringer:innen an, welche angefragt werden können.
		[AK 04] Das System leitet die Terminanfrage mit allen relevanten Informationen an den ausgewählten LE weiter.

(Fortsetzung)

Tab. 5.2 (Fortsetzung)

Feature	User Story [U]	Akzeptanzkriterien [AK]
		[AK 05] Das System dokumentiert die Terminzusage in der Fallübersicht der Klient:innen, sobald der LE diesen bestätigt hat.
Kostenerstattung	[U5] Als Ehrenamtliche/r möchte ich den Leistungserbringer:innen, welche meine/n Klient:in visitieren vor der Behandlung eine Bestätigung der Kostenübernahme zukommen lassen, um den finanziellen Rahmen der Versorgung zu sichern.	[AK 01] Das System stellt eine standardisierte Kostenübernahme als Dokument für die Terminvereinbarung zur Verfügung.
		[AK 02] Der Kostenübernahmeschein kann im System verändert und an die LE weitergeleitet werden.
Daten- und Berechtigungsverwaltung	[U6] Als Ehrenamtliche/r möchte ich die Rollen bei der Versorgung der Klient:innen administrieren, um Klient:innendaten zu schützen.	[AK 01] Eine Übersicht zeigt mir an, welche Rollen in den entsprechenden Klient:innenfällen zugeordnet sind.
		[AK 02] Die Admin-Rolle eines Falles kann Lese- und Schreib-Rechte des Falles verwalten.
		[AK 03] Rollen mit Zugriffsbeschränkungen können keine sensiblen Personen- und/oder Gesundheitsdaten einsehen.
		[AK 04] Das System wird über ein Login-Verfahren mittels eines angelegten und authentifizierten Benutzerprofils geöffnet.
Kollaboration mit anderen Akteuren	[U7] Als Ehrenamtliche/r möchte ich mit anderen Organisationen/Akteuren in Kontakt treten, um den/die Klient:in ganzheitlich beraten zu können.	[AK 01] Das System bietet die Möglichkeit Foren und Chats zu erstellen und Mitglieder auszuwählen, die darin kommunizieren können.
		[AK 02] Das System informiert mich über den Eingang einer Nachricht innerhalb eines Forums.

(Fortsetzung)

Tab. 5.2 (Fortsetzung)

Feature	User Story [U]	Akzeptanzkriterien [AK]
	[U8] Als Ehrenamtliche/r möchte ich Aufgaben bei der Versorgung der Klient:innen verteilen, um den Arbeitsaufwand zu reduzieren.	[AK 01] Die Aufgaben werden nach Priorität und zeitlicher Terminierung dargestellt.
		[AK 02] Die Aufgaben sind Rollen im entsprechenden Fall zugeordnet.
		[AK 03] Das System gibt Feedback, wenn eine Aufgabe erfüllt wurde.

Im Folgenden werden die definierten Anforderungen nach Dringlichkeit klassifiziert und priorisiert (Preim & Dachselt, 2015). Dabei sollten anhand des hohen Bedarfs der Verbesserung der Kommunikationsprozesse unter den Akteur:innen die Terminvereinbarung und Kostenerstattung (U4, 5) sowie deren Kollaboration (U7) als Anforderungen mit verpflichtendem Charakter gestellt werden. Die hohe Dringlichkeit der Priorisierung der Kommunikationsprozesse, wie es auch aus Unterkapitel 4.2.3 hervorgeht, ist durch den enormen Bedarf an Vereinfachung und Verbesserung der Zusammenarbeit zwischen den ehrenamtlich Aktiven und den NGOs und Leistungserbringer:innen im Gesundheitswesen begründet. Diese Funktionalitäten könnten beispielsweise lange Wartezeiten auf Arzttermine verkürzen und die meist akuten Krankheitsfälle zeitnah in eine gerechte medizinische Versorgung integrieren. Eine Daten- und Berechtigungsverwaltung (U6) sollte zusammen mit den zwei genannten Anforderungen fokussiert werden, um die Daten der Klient:innen zu schützen und das Vertrauen der Nutzer:innen in die Anwendung des Portals zu stärken. Die digitale Terminvereinbarung und die Förderung der Kollaboration durch ein verknüpftes Tool können insgesamt zu einer effizienteren und effektiveren Versorgung führen, wodurch zunehmend auch hohe Behandlungskosten durch akute medizinische Behandlungen in der Notaufnahme oder chronifizierte Erkrankungen mit langer Behandlungsdauer vermieden werden können.

Die Themenbereiche wie die Falldokumentation (U1, 2, 3) und Aspekte des kollaborativen Funktionsumfangs wie etwa die Aufgabenverwaltung (U8) werden in dieser Arbeit als optional betrachtet, da Organisationen unterschiedliche Vorgehensweisen und Dokumentationsmethoden aufweisen. Darüber hinaus stellen die Vielfalt sensibler Daten, wie zum Beispiel die Anforderungen einer vollständigen Krankenakte, eine erhebliche Herausforderung für die Gewährleistung datenschutzrechtlicher Aspekte bei der Entwicklung der Anwendung dar. In diesem Zusammenhang könnten zusätzliche Datenschutzkonzepte erforderlich sein, um der Herausforderung der Datensicherheit zu begegnen. Zum Beispiel könnten Datenschutzschulungen und die Integration von Warnmechanismen für kritische Sicherheitssituationen in die Anwendung die Nutzer:innen auf den sicheren Umgang mit sensiblen Daten hinweisen. Der Digitalisierungsprozess könnte dazu beitragen, die Versorgung durch die direkte Bereitstellung von Informationen und die kollaborative Arbeit an einer gemeinsamen Fallakte zu verbessern. Dies wird jedoch durch die Vielzahl von Datenschutzbestimmungen eingeschränkt. Die Datenschutzproblematik wird bereits durch erste Ansätze wie die pseudonymisierte Fallorganisation berücksichtigt. Weitere Anforderungen, die während der Analyse identifiziert wurden, aber nicht in die erste Konzeption des Prototyps aufgenommen wurden, werden nicht verworfen, sondern im Ausblick der Arbeit erneut aufgegriffen.

6 Konzeption eines Kollaborationsportals

Basierend auf den Anforderungen verschiedener Nutzer:innengruppen wurde eine umfassende Konzeption für ein Kollaborationsportal entwickelt, das darauf abzielt, die Versorgung von Menschen ohne Krankenversicherungen zu verbessern. Die Anwendung wird als webbasierte Anwendung konzipiert und über Endgeräte wie Laptops oder Tablets zugänglich gemacht. Sie bietet eine Vielzahl an Funktionalitäten, die speziell darauf ausgerichtet sind, organisatorische und administrative Prozesse im Rahmen der Fallarbeit zu unterstützen. Hierzu gehört insbesondere das Fallmanagement, welches das Anlegen und Verwalten (neuer) Klient:innen umfasst. Durch das Portal sollen bestehende Arbeitsprozesse strukturiert und Aufgaben administriert werden, wobei das Zeitmanagement und die Kommunikation zwischen den Nutzer:innengruppen im Fokus stehen.

Die wichtigsten Aufgabenbereiche, welche bereits während der Anforderungsdefinition identifiziert und priorisiert wurden, werden in einem komplexen SOLL-Prozess (s. Abb. 6.1) dargestellt.

Die zurzeit (noch) zeitaufwendigen Prozesse der Patientenanamnese und der Informationsvermittlung an Leistungserbringer:innen in Praxen werden durch die Anwendung zu einem einheitlichen Ablauf verbunden. Eine digitale Falldokumentation mit Terminvereinbarung und Speicherung der erforderlichen Daten reduziert zusätzliche Informationsabfragen über separate Telefon- oder Messenger-Dienste. Das Portal umfasst einen abgebildeten Ende-zu-Ende-Prozess vom Anlegen eines Falls bis zur letzten Kontaktaufnahme mit einem/r Leistungserbringer:in zwecks der Vergütung von Gesundheitsleistungen. Die Begleichung

Ergänzende Information Die elektronische Version dieses Kapitels enthält Zusatzmaterial, auf das über folgenden Link zugegriffen werden kann https://doi.org/10.1007/978-3-658-46669-5_6.

V. Köster, *Versorgung von Menschen ohne Krankenversicherung*, BestMasters,
https://doi.org/10.1007/978-3-658-46669-5_6

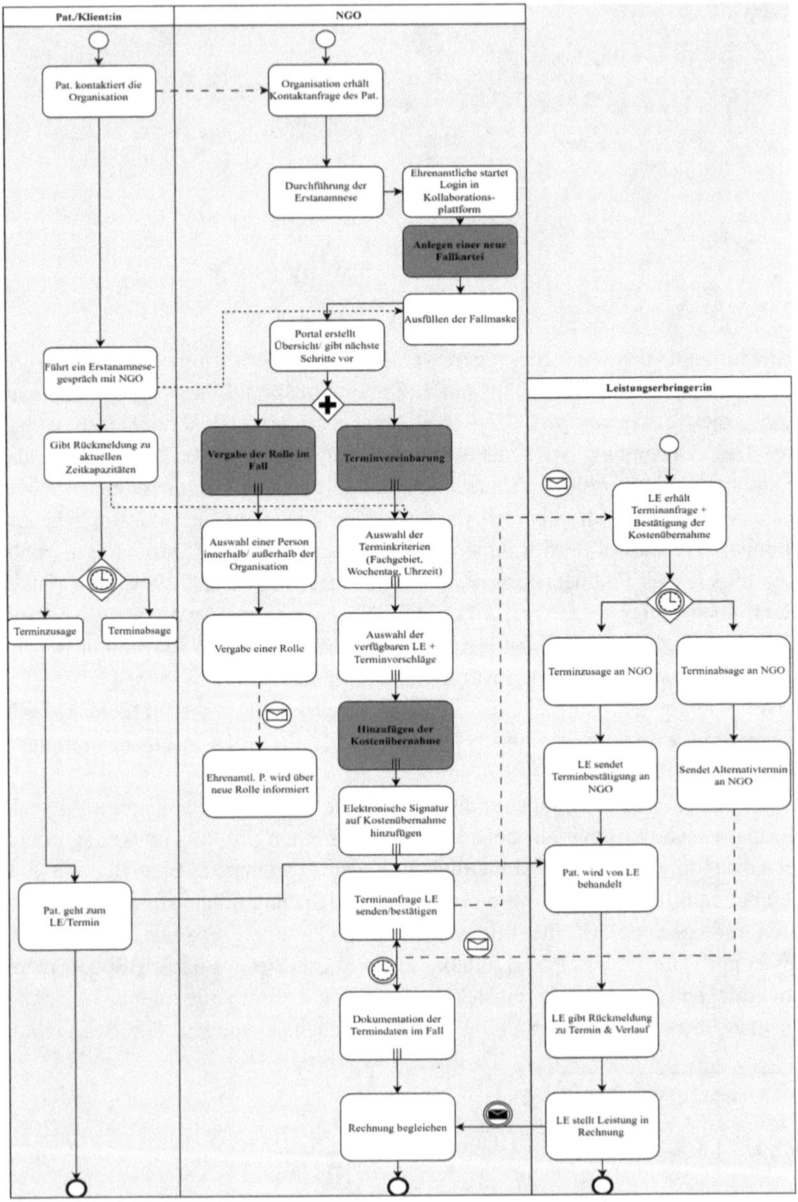

Abb. 6.1 BPMN: Soll-Prozess mit Kollaborationsportal. (Eigene Darstellung)

von Rechnungen erfolgt außerhalb des Kollaborationstools durch die verantwortliche Organisation über bereits genutzte Anwendungsbereiche, wie beispielsweise Onlinebanking. Weitere Funktionen wie die Terminvereinbarung und -verwaltung mit Leistungserbringer:innen sowie die fortlaufende Kommunikation im Rahmen der Fallbetreuung mit internen und externen Akteur:innen unterstreichen den kollaborativen Charakter der Anwendung. Das Teilen der zeitlichen Ressourcen seitens Arztpraxen im Rahmen der Terminvereinbarung sowie des direkten Austausches zwischen den Akteur:innen unterstützt die Terminfindung. Eine Absicherung der Finanzierung, mittels eines Kostenübernahmescheins, welcher im Prozess der Terminvereinbarung erfolgt, sichert das Dienstleistungsverhältnis und nimmt Einfluss auf die Akzeptanz und Gewährleistung der Versorgungsprozesse.

Die Kommunikationsstrukturen in Chats oder Foren ermöglichen einen kurzfristigen Austausch, wodurch Informationen vermittelt, längerfristig gespeichert und abgerufen werden. Das Konzept berücksichtigt zudem erste Maßnahmen zur Sicherheit der gespeicherten Daten der vulnerablen Gruppe. Beispielsweise ermöglicht eine Zugriffs- und Zugangsverwaltung das alleinige Lesen berechtigter Informationen. Zudem können die administrierenden Personen bestimmen, welche Daten gelesen und verändert oder gelöscht werden. Durch das Anmeldeverfahren mittels Benutzername und Passwort werden die Informationen durch einen Sicherheitsstandard geschützt.

In einer ersten Version des Konzepts wurden zunächst die Basisprozesse übernommen und weiterentwickelt. Die identifizierten Anforderungen wurden evaluiert. Eine formative Evaluation wurde durchgeführt, um den ersten Funktionsumfang sowie die Gestaltungsvariante zu überprüfen und anzupassen. Dieser Schritt der Entwicklungsphase war von besonderer Relevanz, um Nutzer:innen erneut in den Prozess partizipativ mit einzubinden und die bestehende Iteration weiter auszubauen. Basierend auf dem Feedback von Benutzer:innen sowie Usability-Expert:innen wurde das Konzept in der zweiten Iteration angepasst und um zusätzliche Funktionen erweitert. Die geplante Benutzungsschnittstelle wurde vorerst mit dem Tool *Balsamiq*[1] in Form erster Wireframes entworfen (s. Anhang B) und anschließend mithilfe der Software *Figma* aufgenommen und weiterentwickelt (s. Anhang C). Zur Nachvollziehbarkeit werden Bildausschnitte der entwickelten Anwendung der zweiten Iteration im Anhang (D) im elektronischen Zusatzmaterial ergänzend zur Verfügung gestellt. Die Funktionalitäten der zweiten Iterationen werden im nachfolgenden Abschnitt 6.2 thematisiert und mit Ausschnitten des Mockups dargestellt. Das Unterkapitel 6.2 stellt weitere

[1] Balsamiq (Wireframe): https://balsamiq.com/, Abgerufen am 03. Januar 2023.

wichtige inhaltliche Informationen zum erarbeiteten Konzept im Rahmen dieser Abschlussarbeit zu Verfügung.

6.1 Formative Evaluation des Prototyps

Mit der Planung und Entwicklung der ersten Iteration im Programm *Figma* wurde eine formative Evaluation durchgeführt, um erste Ergebnisse zu validieren, umgesetzte Anforderungen zu überprüfen und grundlegende Usability-Probleme in der Gestaltung zu identifizieren. Aufgrund der Komplexität der Thematik sowie der Vielzahl an Funktionalitäten wurde diese formative Evaluation am Anfang der Konzeptionsphase durchgeführt. Ihr Ziel war es, die identifizierten Anforderungen auf ihre Relevanz zu überprüfen und weitere Erkenntnisse sowie Optimierungsmöglichkeiten für die Prototypentwicklung zu gewinnen. Durch den gewählten Ansatz werden zukünftige Nutzer:innen der Anwendung aktiv in das Entwicklungsgeschehen mit eingebunden (Lotterbach, 2010). Vor diesem Hintergrund wurden folgende Leitfragen für die Evaluation formuliert:

- Enthält die digitale Anwendung die erwarteten und benötigten Funktionen?
- Ist die Benutzer:innenführung der digitalen Anwendung gebrauchstauglich?
- Welche Faktoren beeinflussen die Akzeptanz der digitalen Anwendung?

6.1.1 Durchführung der formativen Evaluation

Im März 2024 wurden fünf Teilnehmer:innen für eine formative Evaluation rekrutiert. Diese wurden in zwei Gruppen eingeteilt, um unterschiedliche Anforderungen an die Evaluation zu berücksichtigen. Die erste Gruppe, bestehend aus drei Usability-Expert:innen, war mit der Bewertungsmethodik sowie mit den spezifischen Bewertungskriterien der Heuristiken nach Nielsen vertraut. Die Expert:innen wurden angeleitet, eine Mischform aus einem explorativen Usability-Test und einer heuristischen Evaluation durchzuführen und den Prototyp zu testen. Die Bewertung der Heuristiken nach Nielsen erfolgt im Rahmen einer Checkliste durch die Teilnehmer:innen (Lohmüller et al., 2019).

Die zweite Gruppe setzte sich aus Vertreter:innen der Nutzer:innengruppe einer NGO aus Lübeck zusammen. Diese verfügten über Erfahrungen mit den bestehenden Arbeitsprozessen und konnten somit die Anforderungen und geplanten Abläufe des Systems bewerten. Anhand der Methodik eines angeleiteten

Usability-Tests evaluierten auch diese den entwickelten Prototyp. Das Testverfahren wurde mittels eines Szenarios sowie eines Leitfadens, welcher die Teilnehmer:innen durch den Prototyp und einzelne Vorgänge führte, umgesetzt. Die Auswahl der Methodik wurde je nach Erfahrungsstand der Teilnehmenden differenziert. Da die Teilnehmer:innen der zweiten Gruppe über wenig bis keine Kenntnisse der Heuristiken nach Nielsen verfügten, wurde hier ausschließlich der klickbare Dummie getestet, um die vorhandenen Funktionalitäten auf ihre Relevanz zu kontrollieren. Anschließend wurden die Ergebnisse der heuristischen Checkliste sowie der Diskussionen ausgewertet und analysiert.

6.1.2 Ergebnisse der formativen Evaluation

Im Rahmen der Auswertung wurden die aufgedeckten Problemstellungen tabellarisch anhand von Kategorien priorisiert. Die relevantesten Ergebnisse werden folgend zusammenfassend berichtet.

Die formativen Evaluationsergebnisse des Kollaborationsportals für Menschen ohne Krankenversicherung zeigten verschiedene Bereiche auf, die Verbesserungen erfordern. Unter anderem stellten Nutzer:innen fest, dass sie nach dem Login nicht zur Startseite zurückkehren konnten, was die Navigation beeinträchtigte. In der Hauptfunktion „Fall anlegen" wurden zusätzliche Indikationen und eine visuelle Gestaltung für eine bessere Benutzerführung empfohlen. Die Rollenverwaltung, welche Bestandteil des Anlegens eines neuen Falles ist, bedarf einer eindeutigeren Darstellung der Rollenrechte und Hinweise zur besseren Nutzerverständlichkeit. In der Terminvergabe wurde die Unmöglichkeit der direkten Auswahl von Terminen im Kalender sowie das Fehlen einer Priorisierungsmöglichkeit für die Termindringlichkeit bemängelt. Darüber hinaus wurden Verbesserungen in der Darstellung der Finanzierungshinweise für Gesundheitsakteur:innen und eine klarere Abgrenzung der Suchfunktion empfohlen.

Die Auswertung der heuristischen Kriterien nach Nielsen identifizierte weitere Defizite der ersten Iteration im Bereich der Usability. Die Verbesserungen in der Sichtbarkeit des Systemstatus, der Konsistenz und Standards, der Fehlervermeidung sowie der Erkennung statt Erinnerung wurden für weitere Anpassungsschritte identifiziert. Beispiele hierfür sind fehlende Benachrichtigungen beim Ausführen einer Funktion oder die Möglichkeit, eine Funktion abzubrechen. Es fehlten auch individuelle Auswahl- und Gestaltungsmöglichkeiten für die Nutzer:innen in ihrem Profil. Das ästhetische Design sowie die Hilfe/Dokumentation benötigten eine grundlegende Überarbeitung, da Textabschnitte teilweise zu klein waren, um diese vollständig zu lesen.

Als zusätzliche Ergänzung zu den bereits erwähnten Rückmeldungen innerhalb der Funktionen und der heuristischen Kriterien haben die Teilnehmer:innen weitere gewünschte Funktionen aufgeführt. Diese werden jedoch aufgrund des Umfangs nicht weiter in die Konzeption mit aufgenommen. Für eine mögliche Weiterentwicklung der Anwendung außerhalb dieser Abschlussarbeit werden diese in den Ausblick gestellt.

6.1.3 Fazit der formativen Evaluation

Die Ergebnisse der ersten Iteration des Prototyps zeigen, dass zwar viele der identifizierten Anforderungen und Funktionalitäten korrekt ermittelt wurden, jedoch die Darstellung und Gebrauchstauglichkeit noch grundlegend verbessert werden mussten. Insbesondere bei letzterem konnten anhand der heuristischen Kriterien relevante Verbesserungsvorschläge gesammelt werden, um den Prototypen in der zweiten Iteration in Designkriterien und Usability zu verbessern. Basierend auf diesen und weiteren Verbesserungsansätzen wurde der Prototyp in seiner Farb- und Designgestaltung neu konzipiert sowie die identifizierten Funktionalitäten spezifiziert und in ihrer komplexen Interaktion sinnvoll verknüpft.

6.2 Zweite Iteration der Konzeption

Nach der ersten Evaluation wurde das entwickelte Mockup erneuert und in seinem Detailierungsgrad als High-Fidelity-Prototyp erweitert. Die Konzeption der webbasierten Anwendung zeigt im Rahmen der Prozessmodellierung eine Integration verschiedenster Anforderungen, welche die Aufgaben und den Versorgungsumfang für die Organisationen (NGO) adressieren und vereinfachen, sodass umfangreiche Kommunikationsprozesse im Rahmen des Konzepts einfacher durchgeführt werden können. Im Folgenden werden die Benutzungsschnittstelle (6.2.1) und die finalen Funktionalitäten (6.2.2) konkret beschrieben.

6.2.1 Beschreibung der Benutzungsschnittstelle

Das grafische User-Interfaces (GUI) wurde zunächst im Format für die Verwendung auf Laptops und Tablets entworfen. Die Wahl der Endgeräte zielt darauf ab, den Nutzer:innen in ehrenamtlichen Organisationen die einfache Erlernbarkeit und intuitive Nutzung der relevanten Versorgungsprozesse zu ermöglichen.

Der Zugang zur grafischen Benutzeroberfläche erfordert einen Anmeldeprozess, um die Sicherheit sensibler Daten vor unbefugtem Zugriff zu gewährleisten. Die angemeldeten Nutzer:innen verwalten Ihr Profil im Portal und verfügen über entsprechende Zugriffsrechte. Weitere Aspekte der Zugriffs- und Zugangsverwaltung werden im Abschnitt (6.2.2) der Funktionalitäten erläutert. Ein detaillierter Einblick in das Mockup des Portals ist zudem in den Abbildungen im Anhang (D) im elektronischen Zusatzmaterial einsehbar.

6.2.2 Beschreibung der Funktionalitäten

Die folgenden Funktionalitäten des konzipierten Kollaborationsportals wurden aus der Anforderungsdefinition (Kapitel 5) erneut aufgegriffen und anhand der analysierten Ergebnisse der formativen Evaluation weiter ausgebaut. Es gilt zu betonen, dass einige konzeptionelle Umsetzungsdetails nicht im Prototypen umgesetzt werden konnten, jedoch in der Beschreibung der Hauptfunktionalitäten enthalten sind.

Der Prozess der Nutzung des Kollaborationsportals beginnt mit einem Login-Verfahren der Nutzer:in in ihrem Benutzerkonto. Nach dem Anmeldeverfahren gelangen Nutzer:innen auf ein Dashboard (s. Abb. 6.2), welches als zentrale Verwaltungsübersicht die integrierten Features wie der Falldokumentation, der Zugriffberechtigungsverwaltung, der Terminvereinbarung sowie des Nachrichten- und Aufgabenmanagements als zentrale Bestandteile der Anwendung abbildet. Die Übersicht bestehender Fälle ermöglicht den Nutzer:innen ein Einsehen aller relevanten Informationen über die zu betreuenden Klient:innen. Eine übergeordnete Suche ermöglicht unabhängig von der Fallbetreuung die Übersicht und Suche vernetzter Leistungserbringer:innen und das Aufrufen relevanter Informationen (wie zum Beispiel den Kontaktdaten, Mehrsprachigkeit des Praxispersonals sowie den verhandelten Vergütungssatz nach GOÄ) (s. Anhang D.15). Das Konzept sieht vor, dass Nutzer:innen über Push-Benachrichtigungen über aktuelle Nachrichten oder Foreneinträge informiert werden. Dies wurde jedoch aufgrund der Einschränkungen in der Verwendung von Interaktionen in der Software nur begrenzt umgesetzt. Aktuelle noch offene Aufgaben werden fallgebunden in Form von Tickets angezeigt und ermöglichen die Erfassung aller ausstehenden Tätigkeiten.

Falldokumentation

Die Falldokumentation auf dem Portal hat das Ziel, eine transparente Informationsgrundlage für die Versorgung von Menschen ohne Krankenversicherung zu

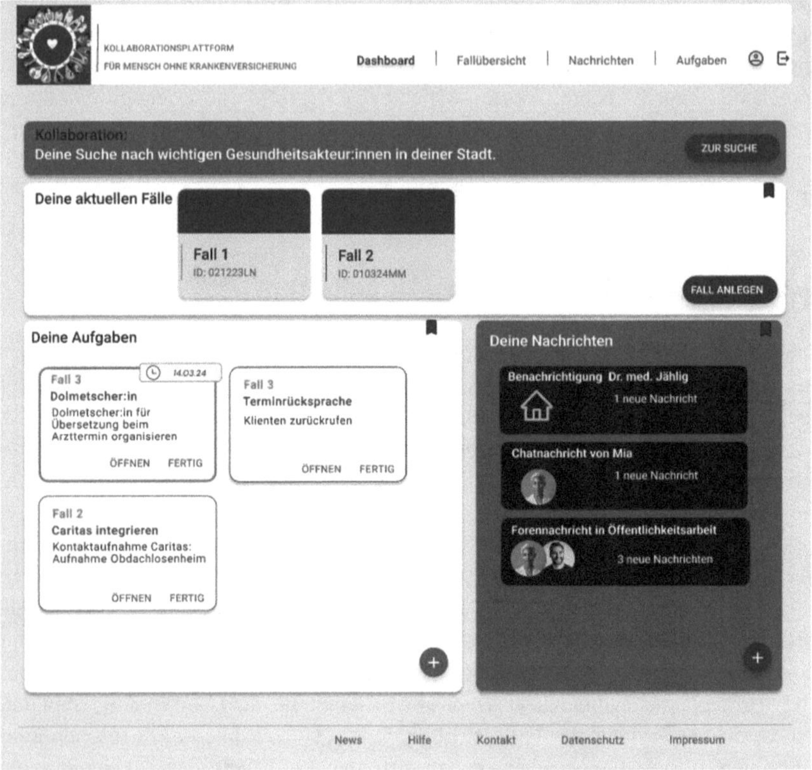

Abb. 6.2 Mockup (1) Dashboard des Portals. (Eigene Darstellung)

schaffen. In diesem Feature erhalten Mitglieder der administrierenden Organisation zum einen eine Übersicht über alle zu versorgenden Fälle, zum anderen können Fallübersichten für neue Klient:innen erstellt werden. Mittels der Eingabemaske im Feld „Fall anlegen“ (s. Abb. 6.3) wird die Erfassung relevanter Daten wie einem Pseudonym für Vor- und Nachnamen, Geschlecht und Alter in Jahren und Kontaktmöglichkeiten ermöglicht. Diese Daten – zusammen mit der Erfassung der Krankheitssymptomatik und des Krankenversicherungsstatus – bilden die Grundlage für den Erstkontakt mit Leistungserbringer:innen und anderen beteiligten Organisationen. Mit dessen kurzfristiger Einsicht und einer anonymen Kurzinformation können weitere Versorgungsschritte kurzfristig geplant und administriert werden.

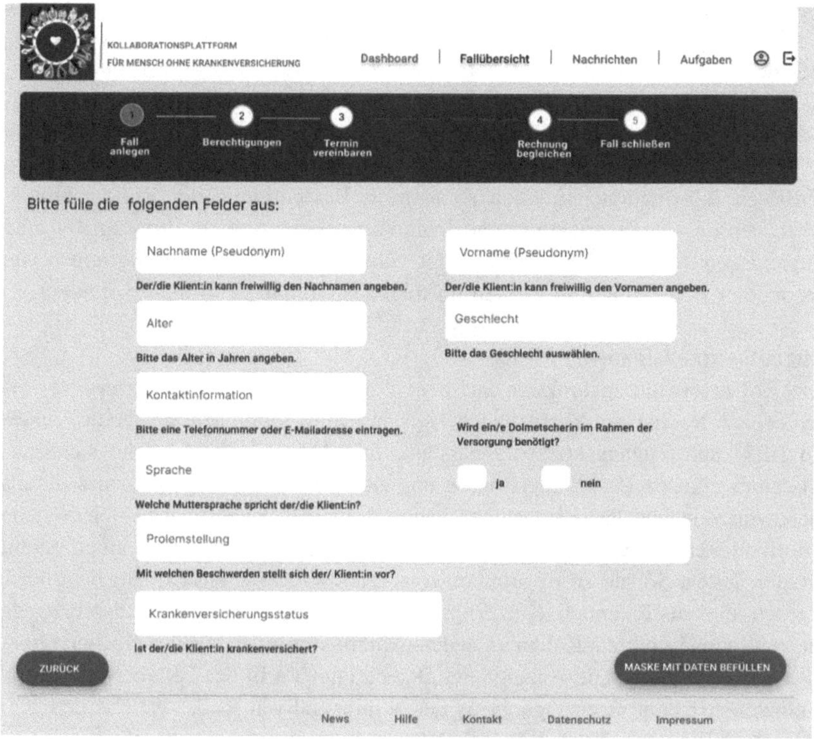

Abb. 6.3 Mockup (2) Fall anlegen. (Eigene Darstellung)

Aufgrund der Heterogenität der Personengruppen und ihrer unterschiedlichen aufenthaltsrechtlichen Statusbedingungen wird eine genaue Identifizierung der Klient:innen häufig vermieden. Mittels einer Pseudonymisierung, einer Klienten:innen-ID und des Prinzips der Datensparsamkeit wird sichergestellt, dass alle zuständigen Akteur:innen jederzeit alle relevanten Daten für die richtigen Klient:innen erfassen können, ohne die jeweiligen Klarnamen oder deren Geburtsdatum verwenden zu müssen. Die in den Prozess involvierten Klient:innen verfügen über die dokumentierte Klient:innen-ID und können sich mit dieser im Rahmen der Terminwahrnehmung oder im Austausch mit der Organisation identifizieren. Die Erfassung der Kontaktdaten (E-Mail/Telefon) und die Sprachbestimmung sollen die Kontaktaufnahme und Absprache mit den Klient:innen vereinfachen und eine flexiblere Erreichbarkeit ermöglichen.

Neben dem Anlegen eines neuen Falls soll diese Funktion die Ehrenamtlichen der Organisation dabei unterstützen, die bestehenden Fälle zu organisieren, Fallinformationen zu erweitern sowie die Fallarbeit in Zusammenarbeit mit anderen Aktiven und Beteiligten durchzuführen. Eine Rollenverwaltungsfunktion ermöglicht es den zuständigen Ehrenamtlichen der Organisation, ihre Verantwortlichkeit je Fall in Form einer zugewiesenen Rolle zu bestimmen. Die gesammelten sensiblen Informationen können so je nach Berechtigung der Rolle administriert werden. Die Betrachtung und Integration erster Ansätze der Zugriffs- und Zugangskontrollen sind im Rahmen der vulnerablen Benutzer:innengruppen von besonderer Bedeutung und werden im folgenden Teilabschnitt näher erläutert.

Zugriffs- und Zugangskontrolle

Die Rollenverwaltungsfunktion auf dem Portal ermöglicht die Zuweisung verschiedener Rechte an Nutzer:innen, was einen wesentlichen Bestandteil eines Zugriffs- und Zugangskonzepts darstellt. Die Nutzer:innen, welche sich mittels eines eigenen Profils registrieren und sich über einen Login-Prozess mittels Benutzername und Passwort authentifizieren, können zudem auswählen, welche Informationen im Rahmen der Fallbearbeitung mit anderen Nutzer:innen geteilt werden sollen. Sobald zu Beginn der Versorgungsprozesse ein Fall angelegt wird, werden die ausführenden Nutzer:innen des Portals angehalten, entsprechende Berechtigungen mittels Rollen an andere Mitarbeiter:innen aus der eigenen Organisation zu erteilen. Die Anzeige der Berechtigungen in der Fallübersicht eines/r einzelnen Klient:in ermöglicht es der administrativen Rolle, welche den Klient:innenfall anlegt, die Zuständigkeit sowie relevante Ansprechpartner:innen zu bestimmen (s. Abb. 6.4). Die Berechtigungserteilung soll die Daten nur für am Prozess beteiligte Personen sichtbar machen.

Den bestehenden Rollen „Mitarbeiter:in“, „Kommentator:in“ und „Betrachter:in“ werden unterschiedliche Berechtigungen zugewiesen, um sicherzustellen, dass nicht alle Informationen der Klient:innen von Unbeteiligten der Organisation oder weiteren Kollaborateur:innen eingesehen werden können. Die genannten Rollen erhalten dabei die folgenden in Tabelle 6.1 dargestellten Zugriffs- und Zugangsberechtigungen:

Eine Erweiterung im Profil der Nutzer:innen ermöglicht die Übersicht über bestehende Zugriffsrechte und erteilt einen Überblick über die eigene Verantwortlichkeit im Rahmen der Versorgung (s. Abb. 6.5). Dabei werden gleichzeitig die Zuständigkeiten weiterer berechtigter Personen eines Falls mittels des Profil-Icons angezeigt.

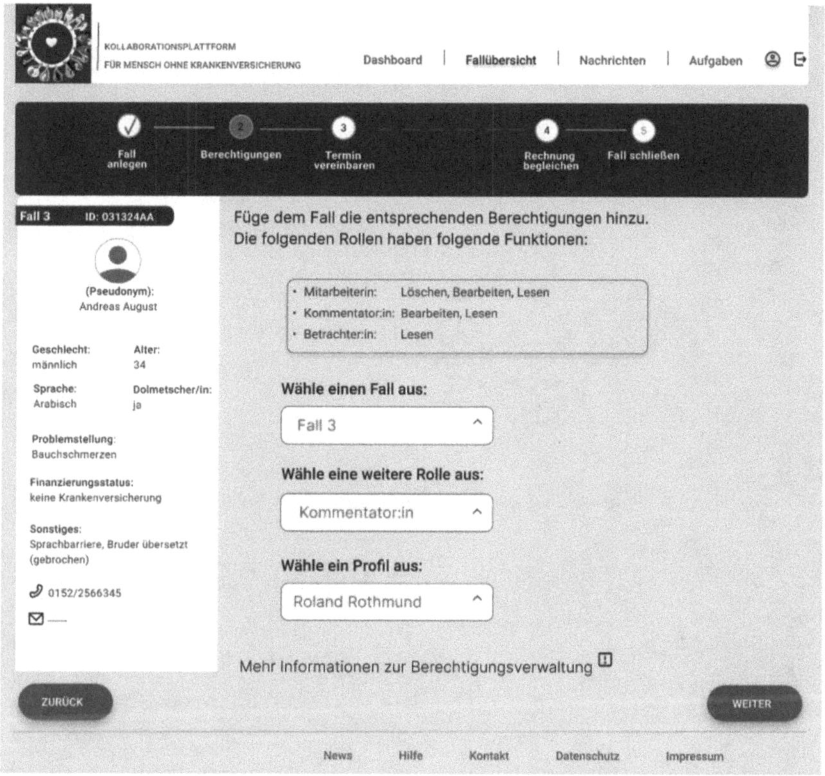

Abb. 6.4 Mockup (3) Zugriffsrechte erteilen. (Eigene Darstellung)

Tab. 6.1 Übersicht Zugriffs- und Zugangsberechtigungen. (Eigene Darstellung)

Rolle	Lesen	Schreiben	Löschen
Betrachter:in	x		
Kommentator:in	x	x	
Mitarbeiter:in	x	x	x

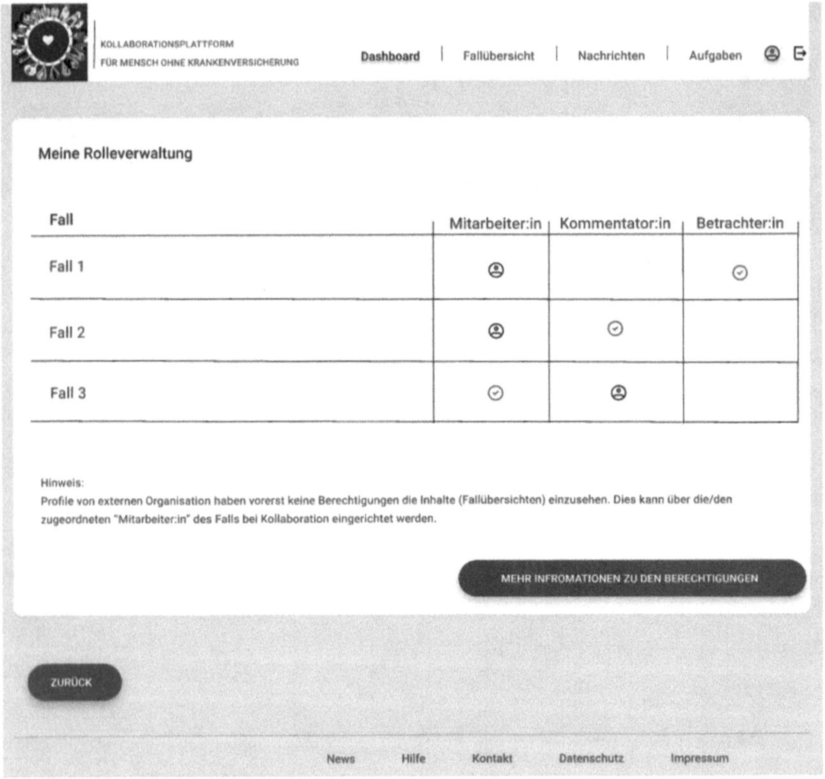

Abb. 6.5 Mockup (4) Meine Rollenverwaltung. (Eigene Darstellung)

Die Lese-, Schreib- und Löschrechte erhalten noch weitere Bedeutung, sobald weitere Gesundheitsakteure wie beispielsweise Leistungserbringer:innen in das Portal integriert werden und eine gemeinsame, organisationsübergreifende Fallbearbeitung umgesetzt werden kann. Das Konzept sieht zudem vor, dass beteiligte Akteur:innen seitens der ehrenamtlichen Organisation im Umgang mit personenbezogenen, sensiblen (Gesundheits-)Daten besonders geschult sind und weitere Informationen durch die Anwendung in Form von Inhaltsübersichten oder Benachrichtigungen in sicherheitskritischen Situationen zur Verfügung gestellt werden.

Terminvereinbarungen

Die Terminvereinbarungsfunktion auf dem Portal ermöglicht eine fallgebundene Kontaktaufnahme und flexible Terminvereinbarung, unabhängig von den regulären Sprechzeiten der Leistungserbringer:innen. Dafür werden bereits bestehende Prozesse existierender Terminverwaltungssysteme genutzt, wobei die Auswahl verfügbarer Wochentage, Uhrzeiten und Kapazitäten der Leistungserbringer:innen eingegrenzt wird und die Priorisierung der Dringlichkeit einer Kontaktaufnahme durch eine/n Arzt/Ärztin hinzugefügt wird. In Zusammenarbeit mit den Klient:innen besteht die Option, einen nächstmöglichen Termin oder priorisiert einen Termin nach Datumssuche auszuwählen. Zusätzlich wählen die Nutzer:innen die Fachrichtung im Rahmen der aufgenommenen Problemstellung aus. Die Funktion soll eine direkte Vermittlung an Fachärzt:innen ermöglichen, wodurch Überweisungen und Mehrfachuntersuchungen vermieden werden können. Der/die Ehrenamtliche kann aus einer Auswahl gefilterter Leistungserbringer:innen einen passenden Arzt/Ärztin auswählen. Bei den listenartig angezeigten Leistungserbringer:innen handelt es sich um Gesundheitsakteur:innen, die über den Rahmen der Versorgung informiert wurden und selbst Nutzer:innen des Portals in einer weiteren Iteration darstellen (s. Abb. 6.6).

Diese stellen im Zuge der Versorgung Terminkapazitäten auf dem Portal zur Verfügung, in denen sie die vermittelten Personen aus dem Setting behandeln. In einer Weiterentwicklung der Konzeption ist die Einbindung weiterer Leistungserbringer:innen, welche für die Bereitstellung von Arzt- und Facharztterminen gewonnen wurden, notwendig, um eine flexiblere Terminvereinbarung für die ehrenamtlichen Nutzer:innen zu ermöglichen.

Bei der Terminbuchung wird überprüft, ob bestehende sprachliche Barrieren durch Mehrsprachigkeit in der Praxis oder durch Hinzuziehen eines/r Dolmetscher:in überwunden werden müssen. Informationen zur Sprach- und

Vermittlungskompetenz sowie zu den Kontaktdaten, Öffnungszeiten und Finanzierungsabsprachen mit der jeweiligen Praxis können im Rahmen der Terminvereinbarung eingesehen werden. Der Kommunikationsprozess wird durch den digitalen Vorgang vereinfacht, indem die Praxis die vorab ausgewählten Termindaten und eine notwendige Bestätigung der Kostenübernahme über das Portal per E-Mail erhält. Innerhalb von 48 Stunden bestätigt die Praxis den Termin oder schlägt einen anderen Zeitrahmen vor, sollten kurzfristige Kapazitäten verfügbar sein. In Notfällen, die einen akuten Behandlungsbedarf erfordern, ist eine direkte telefonische Anfrage oder die Kontaktaufnahme mit einer Notaufnahme weiterhin erforderlich.

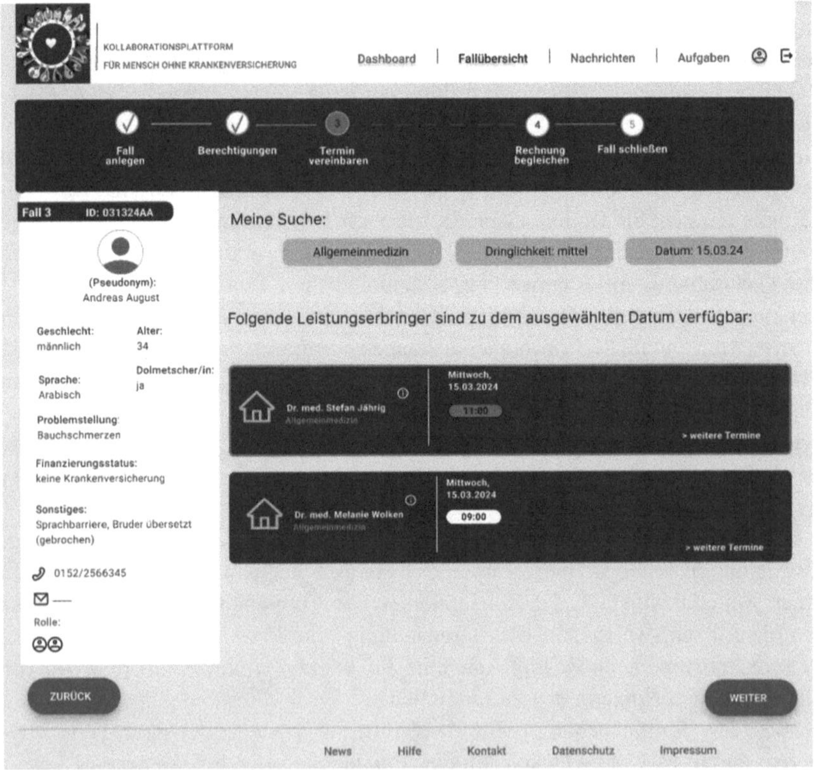

Abb. 6.6 Mockup (5) Termin mit Leistungserbringer:in vereinbaren. (Eigene Darstellung)

Kostenübernahme
Die Kostenübernahme-Funktion auf dem Portal (s. Anhang D.7), welche an den Ablauf der Terminvereinbarung geknüpft wurde, ermöglicht es, die finanzielle Grundlage für die Erbringung von Gesundheitsleistungen sicherzustellen, indem ein automatisch angepasster Kostenübernahmeschein eingeführt wird. Dieses automatisch produzierte Nachweisdokument könnte mögliche Unsicherheiten der Leistungserbringer:innen reduzieren, da es die Kostenübernahme gemäß der Gebührenordnung für Ärzte (GOÄ) mit den innerhalb der Versorgung verhandelten Konditionen zwischen NGO und LE bereits vor der Konsultierung sicherstellt.

Durch eine personengebundene elektronische Signatur, welche dem Dokument hinzugefügt wird, kann die/der ehrenamtlich Aktive den Übernahmeschein zertifizieren und im Rahmen der Terminvereinbarung versenden. Die pseudonymisierten Daten der Klient:innen sowie das Datum und die Uhrzeit des Termins werden auf das angepasste Dokument fallgebunden übertragen.

Aufgabenverwaltung
Im Rahmen der Fallbetreuung sowie in den Organisationsstrukturen der NGOs selbst bestehen ein hoher Organisationsaufwand und eine Vielzahl an Aufgaben. Die Aufgabenverwaltung dient zur Übersicht und Bearbeitung wichtiger Tätigkeiten innerhalb einer Organisation oder innerhalb eines Falles. Angelegte Aufgabentickets werden kachelartig abgebildet und können nach Aufgabenstatus sowie nach den bestehenden Fällen sortiert werden (s. Abb. 6.7 und Anhang D. 8). Jeder Aufgabe kann ein weiteres Profil (Zuständigkeit) zugeordnet werden. Darüber hinaus beinhaltet jedes Ticket eine konkrete Beschreibung der anstehenden Tätigkeit. Die Nutzer:innen können zusätzlich einen Fall an das Ticket binden und eine zeitliche Frist durch die Bestimmung eines Datums festlegen.

Die Funktion kann die ehrenamtlich-aktiven Nutzer:innen dabei unterstützen, ihre Ressourcen effizienter zu bündeln und wichtige Schritte im Versorgungsprozess von Menschen ohne Krankenversicherung zu verwalten. In der einzelnen Fallübersicht wird die Aufgabenverwaltung mittels einer Checkliste, in der alle relevanten Tätigkeiten aktualisiert abgebildet werden, ermöglicht.

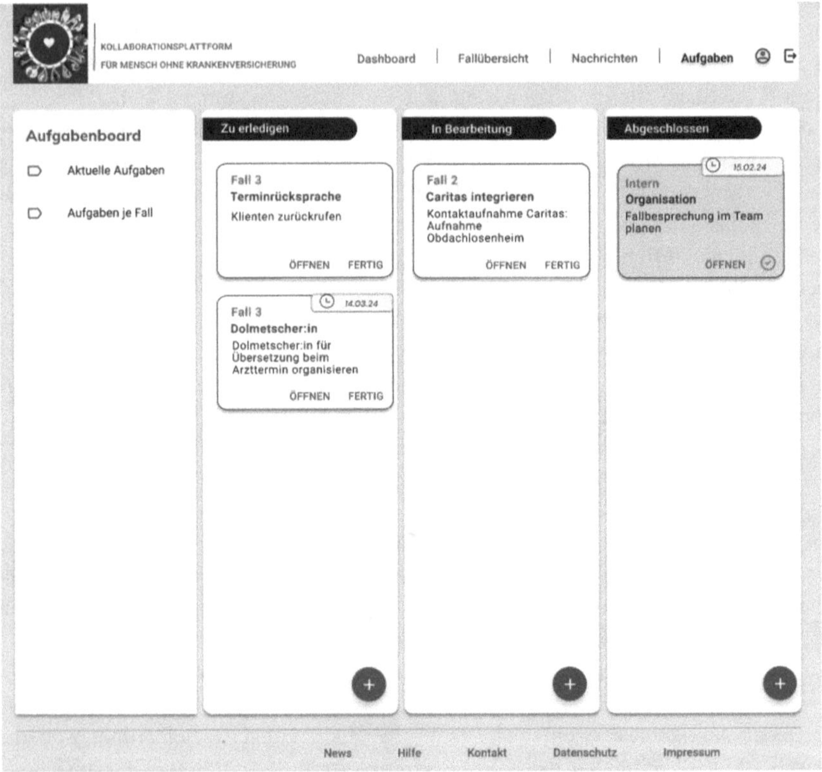

Abb. 6.7 Mockup (6) Aufgabenboard nach Status. (Eigene Darstellung)

Kollaboration mit anderen Akteur:innen (intern/extern)

Die Funktionalität zur Zusammenarbeit mit anderen Nutzer:innen im Portal ermöglicht eine effiziente Kooperation von Einzelpersonen oder Gruppen durch die Übermittlung von Nachrichten über Einzel- oder Gruppenchats (s. Abb. 6.8). Die externe Nachrichtenübermittlung ist für das Versenden und Verwalten von E-Mails innerhalb des Portals mit Verschlüsselungsverfahren (Ende-zu-Ende) für einen erweiterten Sicherheitsstandard zu verwenden. Dieser Ansatz wurde im Prototypen nicht ausdifferenziert, sollte aber berücksichtigt werden, um sensible Daten vor dem Zugriff Dritter zu schützen. Die Chatfunktionen für interne und fallbezogene Kommunikation sollen einen sicheren und strukturierten Austausch gewährleisten, wodurch die Nutzung verschiedener Messenger und ungeschützte

Weiterleitungen personenbezogener Daten vermieden werden können. Die Chats sind geschlossen und für andere Benutzer nicht zugänglich oder einsehbar (s. Abb. 6.9). Wichtige Vereinbarungen können in den Nachrichtenübersichten fallbezogen gespeichert und von autorisierten Benutzer:innen jederzeit eingesehen werden. Sowohl der/die Sender:in als auch der/die Empfänger:in von Direktnachrichten müssen für die Kollaborationsprozesse im Portal angemeldet sein.

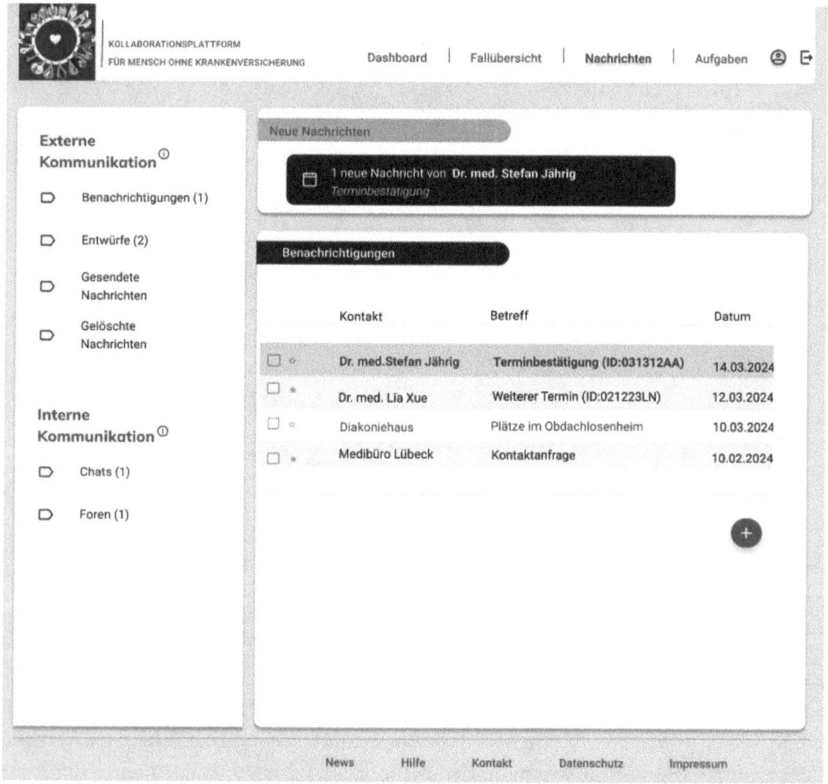

Abb. 6.8 Mockup (7) Nachrichten Externe Kommunikation. (Eigene Darstellung)

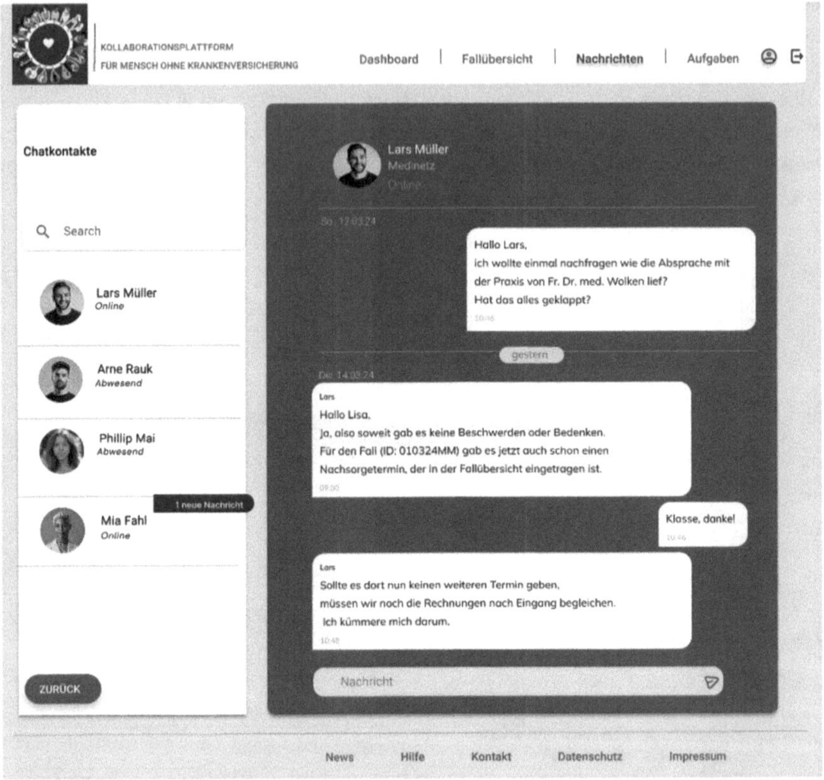

Abb. 6.9 Mockup (8) Nachrichten Interne Kommunikation. (Eigene Darstellung)

Durch ein zusätzliches Forum könnten Kommunikationsräume zu verschiedenen Themen rund um die Versorgung von Menschen ohne Krankenversicherung entstehen. Themenspezifische Bereiche ermöglichen den Austausch von Expert:innen sowie das Teilen von Wissen, von dem auch neu hinzugekommene Akteur:innen profitieren könnten. Einzelne Foren bieten zudem die Möglichkeit, Organisationen mit ähnlichen Auftrags- und Zielstellungen zu vernetzen und wichtige Ressourcen durch verbessertes Anfragenmanagement zu bündeln (s. Anhang D. 12 im elektronischen Zusatzmaterial). Diese Vernetzungsmaßnahmen unterstützen die Planung und Umsetzung neuer, organisationsübergreifender Projekte und fördern somit die Zusammenarbeit innerhalb neugeschaffener Netzwerke.

Summative Evaluation des Prototyps 7

Das vorgestellte Konzept, basierend auf den Ergebnissen des Kapitels 4, der Analyse (Kapitel 5) sowie den Erweiterungen nach einer Evaluation (Abschnitt 6.1), wurde abschließend durch die fokussierten Benutzer:innengruppen der ehrenamtlichen Organisationen erneut evaluiert. Für die summative Datenerhebung im Rahmen der Abschlussarbeit wurde ein Amendment zum ursprünglichen Studienprotokoll bei der Ethikkommission der Universität zu Lübeck eingereicht und durch ein zweites Votum (2023_762_1) am 27.03.2024 bestätigt.

7.1 Ziel der summativen Evaluation

Das Ziel der abschließenden Evaluation ist es, die Umsetzung der identifizierten Anforderungen und Funktionen an eine digitale Anwendung für die Versorgung von Menschen ohne Krankenversicherung anhand des entwickelten High-Fidelity-Prototypen hinsichtlich der Gebrauchstauglichkeit zu evaluieren. Das Testverfahren und die anschließende Bewertung mittels quantitativen Fragebogens ermöglichen ein strukturiertes Erkunden der entwickelten Benutzungsschnittstelle.

Im Rahmen dieser abschließenden Evaluationsstudie werden folgende Forschungsfragen beantwortet:

- Wie bewertet die Nutzer:innengruppe die Gebrauchstauglichkeit des entwickelten Kollaborationsportals?
- Um welche Anforderung sollte die digitale Anwendung in einer weiteren Iteration erweitert werden?

V. Köster, *Versorgung von Menschen ohne Krankenversicherung*, BestMasters,
https://doi.org/10.1007/978-3-658-46669-5_7

7.2 Methodik

Der ausgewählten Nutzer:innengruppe wurde durch die geplante Begutachtung ermöglicht, die Auswahl an umgesetzten Funktionalitäten und deren komplexe Verknüpfungen für Ihre ehrenamtliche Arbeit zu erproben. Fortlaufend sollten die Nutzer:innen bewerten, inwieweit die einzelnen und verknüpften Anwendungen für die Versorgung von Menschen ohne Krankenversicherung in Ihrer Organisation relevant und gebrauchstauglich sind. Aufgrund der Vielzahl von umgesetzten Features wurden einige der Anforderungen angedeutet, jedoch noch in der vertikalen Ebene und der Tiefe der Funktionalitäten ausgebaut. Für die Erprobung der relevantesten Funktionalitäten wurden kurze Aufgabenstellungen textuell in die Anleitung des Nutzer:innentests integriert. Weitere Funktionen, die nicht in die zweite Iteration mit aufgenommen wurden, werden im Ausblick der Abschlussarbeit thematisiert.

Für die quantitative Befragung wurde ein standardisierter und validierter Fragebogen ausgewählt, wodurch die Zielkomponente der Gebrauchstauglichkeit in den Fokus gesetzt wird. Der angewendete Fragebogen System Usability Scale (SUS) misst die empfundene Usability und bewertet diese anhand eines Scores von 100 Punkten. Der Fragebogen besteht aus zehn Items und kann durch die Teilnehmer:innen in Form einer Likert Skala mit den Variablen eins bis fünf beantwortet werden. Die Teilnehmenden wurden dabei angehalten, den jeweiligen Items in Form von Aussagen zuzustimmen (5) oder diese abzulehnen (1). Ergänzend wurden dem Fragebogen noch Freitextfragen zur Erfassung fehlender Anforderungen sowie zur Aufnahme der demografischen Daten hinzugefügt. Für die vorangestellte Testung des Prototyps öffneten die Teilnehmer:innen die Website *Figma* in einem separaten Link der Umfrage in ihrem Webbrowser. Eine realistische Testung des Portals konnte im Prototypmodus des Tools umgesetzt werden. Mit Abschluss der Befragung wurden die Daten in die Software *MAXQDA 24 Analytics Pro* überführt und ausgewertet.

7.3 Rekrutierung, Sampling und Stichprobe

Die Rekrutierung der ausgewählten Benutzer:innengruppe der NGOs, welche eine Gruppe der Expert:innen in der Versorgung von Menschen ohne Krankenversicherung darstellt, erfolgte im Zeitraum vom 03.04. bis 17.04.2024 in der

Bundesrepublik Deutschland. Mithilfe der öffentlichen E-Mail- und Kontaktliste der Dachorganisation *Medinetze/-Büros* in Deutschland wurden 40 bestehende Organisationen in verschiedenen Städten kontaktiert. Im Rahmen einer E-Mail erhielt die Zielgruppe ein Informationsschreiben zur Studie und eine Einladung zur Umfrage mit dem Zugangslink zum Umfrageportal *LimeSurvey*[1].

Die Ein- und Ausschlusskriterien wurden erneut aus der qualitativen Befragung in Kapitel 4 aufgenommen und angepasst. Eingeschlossen wurden somit NGOs aus der Bundesrepublik Deutschland, welche im Tätigkeitsfeld der Versorgung von Menschen ohne Krankenversicherung in ehrenamtlicher oder hauptberuflicher Funktion aktiv waren. Die Gruppe der Leistungserbringer:innen oder weiterer sekundärer Stakeholder wurden nicht befragt, da das entwickelte Kollaborationsportal in der zweiten Iteration noch nicht mit der entsprechenden Ausrichtung und Variabilität der Funktionalitäten verfügbar ist.

Im Rahmen der Rekrutierung konnten 13 Personen aus unterschiedlichen Organisationen des adressierten Dachverbands zur Teilnahme an der Umfrage gewonnen werden. Die Teilnehmer:innen gehörten vorrangig zu der Gruppe der ehrenamtlich Aktiven in der Organisation und ordneten sich der Altersgruppe von 21–30 Jahren zu. Lediglich eine teilnehmende Person war hauptberuflich angestellt. Zwei der Studienteilnehmer:innen gaben an, über 60 Jahre alt zu sein. Insgesamt waren etwas über die Hälfte der Teilnehmer:innen (6) weiblich, weitere 4 männlich. Zwei weitere gaben keine Auskunft zu ihrem Geschlecht ab. Die Teilnahmebereitschaft in Bezug auf die Bundesländer, in denen Befragte an der Versorgung beteiligt sind, stellt sich sehr heterogen dar (s. Abb. 7.1). Eine vermehrte Teilnahme im Land Schleswig-Holstein lässt sich ursächlich durch eine häufigere Erinnerung zur Umfrage durch den Kontakt zur Studiendurchführenden vermuten.

[1] Lime Survey (Umfragelink): https://survey.itm.uni-luebeck.de/index.php/747578?lang=de.

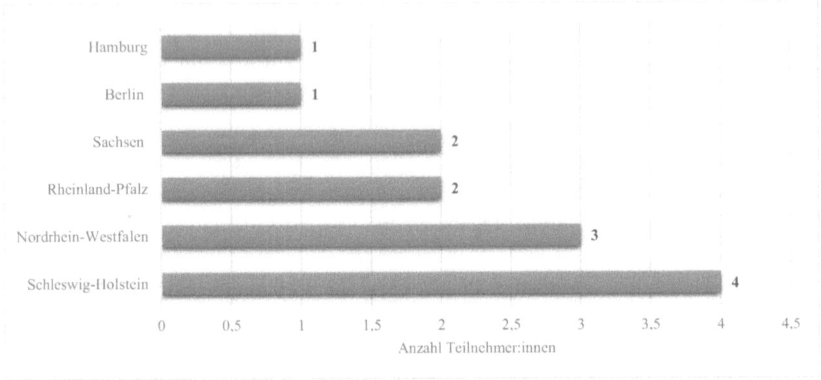

Abb. 7.1 Säulendiagramm Teilnehmer:innen je Bundesland. (Eigene Darstellung)

7.4 Ergebnisse

Die Ergebnisse der 13 ausgewerteten Fragebögen werden folgend für die jeweiligen Einzelitems der System Usability Scale beschrieben sowie der Gesamtwert (System Usability Score) berechnet und interpretiert. Zur Darstellung wurden die Häufigkeiten in Personen oder prozentual sowie die Mittelwerte (M) und Standardabweichungen (SD) berechnet. Die Diagramme wurden auf Grundlage des exportierten Datensatzes in *Microsoft Excel*[2] erstellt. Die Auswertung der erweiterten Fragen zur Identifizierung fehlender oder gewünschter Anforderungen im Rahmen von Freitextfragen erfolgt im zweiten Abschnitt der Ergebnisauswertung. Um zu überprüfen, ob die Teilnehmer:innen die Bewertung des Fragebogens auf die Erfahrungen mit dem angefertigten Prototyp beziehen, wurde zu Beginn eine Entscheidungsfrage gestellt. Bis auf eine teilnehmende Person haben 12 Teilnehmer:innen den Test in *Figma* vollständig durchgeführt. Eine Angabe einer/s Teilnehmenden ließ darauf schließen, dass der Versuch, mit einem Smartphone den Prototypen zu testen, fehlgeschlagen ist und daher abgebrochen wurde.

System Usability Scale

Der verwendete Fragebogen (SUS) besteht aus 10 Items, die sich aus 5 positiven Aussagen zur Bewertung des Kollaborationsportals und 5 negativ formulierten Aussagen zusammensetzen. Die Verneinung der aufgestellten These weist dabei

[2] Microsoft Excel: https://www.microsoft.com/de-de/microsoft-365/excel?market=de.

eine hohe Merkmalsausprägung für die Gebrauchstauglichkeit hin. Die Bewertung des Prototyps basiert auf den Antworten auf einer Likert-Skala mit einem Wertebereich von 1 bis 5, wobei 1 „völlig Ablehnung“ und 5 „volle Zustimmung“ zugeordnet werden. Zur Erfassung der subjektiv empfundenen Usability werden Themenbereiche wie die regelmäßige Nutzung, Komplexität, Einfachheit, benötigter technischer Support, Integration der Funktionalitäten, Inkonsistenzen sowie die Erlernbarkeit des Systems abgefragt. Zudem werden auch Punkte wie Bedienbarkeit und empfundene Sicherheit bei der Nutzung bewertet (Bangor et al., 2009). Die Bewertung der positiven Aussagen der SUS fiel grundlegend gut aus. Die Ergebnisse dieser Items werden anhand ihres Mittelwertes in Abbildung 7.2 dargestellt.

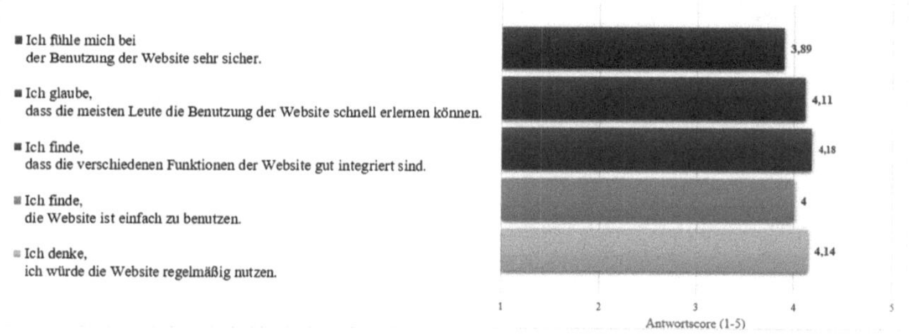

Abb. 7.2 Säulendiagramm – Ergebnisse Mittelwerte SUS (Teil 1). (Eigene Darstellung)

Im Rahmen der Datensätze wurde eine durchschnittliche SD von 0,92 berechnet. Die Streuungen um den Mittelwert liegen zwischen 0,76 im Minimum und 1,26 im Maximum.

Wie in der Darstellung des Säulendiagramms absehbar ist, bewerteten die Studienteilnehmer:innen die Aussagen im Mittel um den Wert 4. Dabei stimmten mehrheitlich (75 Prozent) zu, sich vorstellen zu können, das Portal bei Verfügbarkeit regelmäßig zu nutzen. Einer einfachen Benutzbarkeit wurde lediglich durch 3 Teilnehmer:innen vollständig zugestimmt. Weitere (50 Prozent) haben die Zustimmung der Aussage abgestuft durch die Auswahl „ich stimme zu“ (Kategorie 4). Hierbei lässt sich vermuten, dass die Einfachheit der Verwendung durch die Verbesserung der Gebrauchstauglichkeit noch weiter forciert werden sollte. Eine gute Integration der identifizierten und notwendigen Funktionen des Portals wurde von 70 Prozent der Teilnehmer:innen bestätigt ($M = 4{,}18$). Die positiven

Ergebnisse zur Aussage der Erlernbarkeit der Anwendung (M = 4,11) können auf eine einhergehende Akzeptanz der Nutzer:innen hindeuten.

Bei der Einzelbetrachtung der Items ist von besonderer Relevanz, dass sich etwa 9 der 12 befragten Personen vorstellen können, die Website regelmäßig zu nutzen (s. Abb. 7.3).

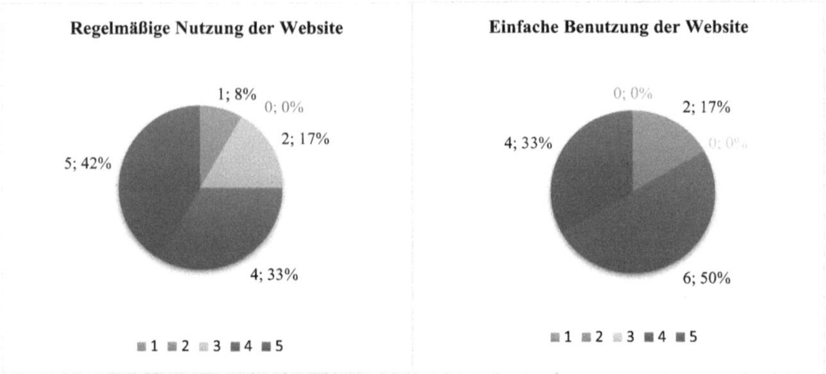

Abb. 7.3 Kreisdiagramme – Ergebnisse SUS (Regelmäßigkeit + Einfachheit der Benutzung des Portals). (Eigene Darstellung)

In Bezug auf die vorhandenen Funktionalitäten gaben 67 Prozent der Befragten an, dass diese gut in die Website integriert sind, wobei 3 Teilnehmer:innen einer sehr guten Integration zustimmten. Auch die Bewertung der Sicherheit bei der Nutzung der Website wurde von 66 Prozent der Befragten in die Kategorien 4 und 5 eingeordnet.

Die Ergebnisse der invertierten Items wurden tendenziell eher mit den Kategorien 1 („Ich lehne vollständig ab“) oder 2 („Ich lehne ab“) bewertet und ergaben in den Antworten Mittelwerte im Bereich von 1,63 bis 2,25 (s. Abb. 7.4). Die Standardabweichung der Werte beträgt im Durchschnitt 0,9.

Die einzeln dargestellten Mittelwerte zeigen eine häufige Ablehnung der vorangestellten Items. Beispielsweise lehnten 50 Prozent der Teilnehmer:innen die Aussage, das Portal sei umständlich zu nutzen, ab (M = 1,63). Die Bewertung der Uneinheitlichkeit (M = 1,75) sowie des Lernumfangs, um mit der Anwendung zu Recht zu kommen, variieren dabei deutlich. Etwa 9 TN stimmten der Aussage eher zu. Weitere 3 TN bewerteten die Items eher in der Kategorie 3, wodurch sich ein Bedarf für die Verbesserung der Konsistenz im Design und in der Navigation feststellen lässt.

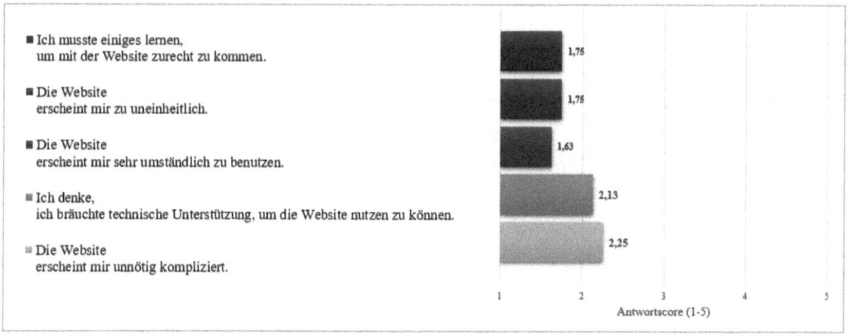

Abb. 7.4 Säulendiagramm Mittelwerte SUS (Teil 2). (Eigene Darstellung)

Aus dem Item „Ich denke, ich bräuchte technische Unterstützung, um die Website nutzen zu können" geht hervor, dass etwa 42 Prozent der Befragten die Aussage nicht vollständig verneinen, was auf einen Bedarf nach weiteren Hilfsmitteln beziehungsweise einer Vereinfachung der Nutzung der Anwendung hindeuten kann (s. Abb. 7.5).

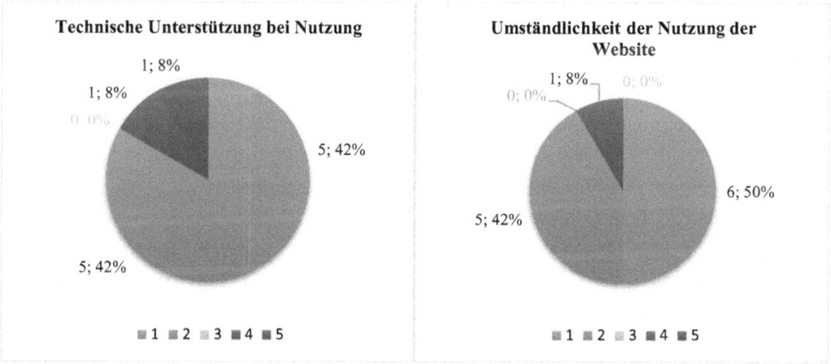

Abb. 7.5 Kreisdiagramme Ergebnisse SUS (Umständlichkeit + Technischer Support bei Nutzung). (Eigene Darstellung)

Trotz einzelner Teilnehmer:innen, welche Verbesserungspotenziale bewertet und identifiziert haben, ergibt sich mit der Berechnung aller Items ein SUS-Score von 78 Punkten. Im Rahmen der Interpretation des Scores durch die Kategorisierung von A (>80,3 Punkte) bis F (<51 Punkten) kann der erreichte Wert im Grad B (68 – 80,3) eingestuft werden. Dies entspricht laut SUS-Interpretationstabelle einer guten Gebrauchstauglichkeit der getesteten Anwendung (Bangor et al., 2009). Die minimale Standardabweichung von 0,97 im Durchschnitt bekräftigt die Ergebnisse, da keine extremen Abweichungen in den Antworten der Teilnehmenden verzeichnet wurden.

Da der validierte Fragebogen keine weiteren fehlenden Funktionalitäten identifiziert, wurde mittels weiterer Freitextfragen untersucht, welche Anforderungen die digitale Anwendung in einer zukünftigen Iteration erfüllen sollte. Die Ergebnisse für eine potenzielle Erweiterung des Portals werden im folgenden Abschnitt dargestellt.

Freitextergebnisse: Fehlende und/oder gewünschte Funktionalitäten

Mithilfe der Freitextantworten im Umfragetool wurde der verwendete SUS-Fragebogen erweitert und der limitierten Befragung zu fehlenden Anforderungen des Kollaborationsportals begegnet.

Die Teilnehmer:innen identifizierten zusätzlich verschiedene Einschränkungen im Testungsprozess des Portals, welche aus Verbesserungspotenzial in den Hauptfunktionalitäten hindeuteten. Bedenken hinsichtlich der Datensicherheit wurden als zweites priorisiertes Thema identifiziert. Vier Teilnehmer:innen fanden das Verschlüsselungsprinzip und die Datenschutzlösungen sowie den Terminvergabeprozess seitens der Leistungserbringer:innen nicht ausreichend nachvollziehbar. Es wurden konkrete Anregungen für einen verstärkten Fokus auf die Sicherheit der Daten der vulnerablen Gruppe genannt sowie der Bedarf an zusätzlichen Einstellungs- und Filteroptionen bei der Terminvereinbarung geäußert (2).

Weitere gewünschte Funktionalitäten wurden durch spezifische Anmerkungen zu verschiedenen Bereichen der Anwendung beschrieben. In der Informationsübersicht wurde die Notwendigkeit weiterer Eingabefelder für spezifische Informationen oder beispielsweise den Aufenthaltsstatus der Klient:innen genannt. Zusätzliche Informationen zum Versicherungsstatus wurden ebenfalls als wichtig erachtet. Eine teilnehmende Person schlug vor, dass das Hochladen von Dokumenten, wie Befunden, die Informationsübersicht der Klient:innen erweitern könnte. In Bezug auf die Terminvergabe wurde der Wunsch nach Feedback bei der Wahrnehmung und der Möglichkeit einer Absage mit auswählbarem Grund geäußert. Die Einbindung der Klient:innen in die zukünftige Entwicklung des Kollaborationsportals, zum Beispiel durch Bestätigung oder Absage von Terminen, wurde ebenfalls angeregt.

Schließlich wurde der Aspekt der Finanzierung im Rahmen der Versorgung wiederholt von den Teilnehmer:innen (3) adressiert. Dabei wurden sowohl die Erweiterung zu einer Finanzverwaltung als auch die Möglichkeit zum Einsehen von Rechnungen und einer Rechnungshistorie als gewünschte Funktionen genannt. Die Teilnehmer:innen vermerkten Vorschläge, wie beispielsweise eine detaillierte, fallgebundene Kostenaufstellung und die Dokumentation einzelner Rechnungsdetails. Diese und weitere Informationen zur Finanzierung scheinen im Rahmen des Fallmanagements von besonderer Relevanz. Die Thematik der Gestaltung einer Benutzungsschnittstelle für Smartphones wurde in einer weiteren Frage des Onlinefragebogens aufgegriffen und von 84,6 Prozent mit „Ja" beantwortet. Der Anteil der Befragten bestätigte, einzelne Funktionen der Anwendung auch auf einem Smartphone nutzen zu wollen.

7.5 Diskussion der Ergebnisse

Die Ergebnisse dieser Studie, basierend auf der Auswertung von 13 Fragebögen, zeigen insgesamt eine positive Wahrnehmung des Portals mit einem durchschnittlichen SUS-Score von 78 Punkten, was gemäß der SUS-Interpretationstabelle einer guten Gebrauchstauglichkeit entspricht. Die Teilnehmer:innen äußerten sich überwiegend positiv zur regelmäßigen Nutzung des Portals, zur Integration der Funktionen sowie zur Sicherheit während der Nutzung. Die Freitextantworten ergänzten diese Ergebnisse, indem sie auf spezifische Einschränkungen im Testungsprozess des Portals hinwiesen und zusätzliche Funktionalitäten vorschlugen, wie eine verbesserte Datensicherheit, erweiterte Informationsfelder, Feedbackmöglichkeiten bei der Terminvergabe und eine Finanzverwaltungsfunktion. Die Befragten äußerten zudem mehrteilig, die Anwendung auch als appbasierte Variante auf dem Smartphone potenziell nutzen zu wollen.

Trotz der erfolgreichen Konzeption und Entwicklung des Prototyps wurden Bereiche identifiziert, die Verbesserungspotenzial aufweisen, insbesondere hinsichtlich der Einfachheit der Benutzung, der Konsistenz im Design und der Navigation. Ein Anteil der Ergebnisse lässt sich dahingehend analysieren, dass einige der Antworten deutliche Abstufungen in den insgesamt positiven Bewertungsergebnissen zeigen. Insbesondere fällt dabei auf, dass das Item „Benutzbarkeit" Abstufungen aufweist, die von 48 Prozent der TN mit Verbesserungspotenzial in Bezug auf die Konsistenz bewertet werden. Zusätzlich gaben zwei Teilnehmer:innen an, während der Nutzung des Portals technische Unterstützung zu benötigen. Dabei ermöglichte der ausgewählte Fragebogen (SUS) keine genaue Identifizierung der für die Nutzer:innen inkonsistenten Ansichten oder technischen Hürden während des Testverfahrens. Die Einschätzung der technischen Affinität, die sowohl von kognitiven Faktoren als auch vom Verhalten im Umgang mit Technologien beeinflusst wird, könnte einen weiteren bedeutenden Aspekt für eine präzisere Interpretation sowohl negativer als auch positiver Bewertungen des Kollaborationsportals darstellen. Aufgrund der fehlenden Befragung der Teilnehmer:innen sind Bezüge zu diesen Faktoren im Rahmen der Arbeit nicht durchführbar. Trotz dieser Einschränkungen stellt der verwendete SUS-Fragebogen ein robustes Instrument dar, das selbst bei einer geringen Anzahl von Teilnehmer:innen valide Erkenntnisse darüber liefert, ob und in welchem Maße eine Anwendung Usability-Probleme aufweist (Seibert, 2024). Eine Erweiterung der abschließenden Evaluation und der Ergebnisse könnte jedoch in den Ausblick gestellt werden, da eine qualitative Untersuchung zusätzliche Erkenntnisse darüber liefern könnte, welche Art von Usability-Problemen das Portal beinhaltet. (Rauer, 2011).

Neben den vorangestellten Ergebnissen und der Diskussion möglicher Interpretationen und Einflussfaktoren, die aufgrund der begrenzten vergleichbaren Literatur in diesem spezifischen Forschungsfeld nur eingeschränkt behandelt werden können, ist es wichtig, eine weitere Perspektive auf die Thematik dieser Arbeit zu berücksichtigen und zu diskutieren.

Angesichts der politischen Rahmenbedingungen sowie der bestehenden Hürden und Barrieren in den Versorgungsprozessen muss betont werden, dass digitale Informations- und Kommunikationstechnologien zwar die organisatorischen Prozesse unterstützen und die Kommunikation zwischen den Gesundheitsakteur:innen verbessern können, jedoch die Herausforderungen bezüglich der umfassenden Finanzierung von Gesundheitsleistungen und des Mangels an öffentlichen Anlaufstellen weiterhin ungelöst bleiben. Es ist wichtig anzumerken, dass die Implementierung solcher Anwendungen weder eine Standardisierung noch einen Ersatz für reguläre Strukturen darstellen sollte, da die Verantwortung für die Umsetzung des Rechts auf Gesundheit weiterhin bei den staatlichen Stellen liegt. Die Weltgesundheitsorganisation (WHO) betonte bereits 2010 in Bezug auf gesundheitliche Ungleichheiten im Zusammenhang mit Migration, dass eine strukturelle Betreuung außerhalb des regulären Systems problematisch sein kann, da die Qualitätssicherung und Nachhaltigkeit schwierig zu gewährleisten seien und dies zur sozialen Ausgrenzung der betroffenen Gruppen beitragen könnte (WHO, 2010). Maßnahmen wie die Einschränkung der genannten Übermittlungspflicht nach § 87 des Aufenthaltsgesetzes sind wichtige Schritte, um den Zugang zur Gesundheitsversorgung über Hilfsorganisationen zu reduzieren, indem Betroffene die Leistungserbringer:innen im ambulanten wie auch im stationären Sektor ohne Angst vor drohenden Abschiebungen aufsuchen können (Bundesarbeitsgruppe Gesundheits/Illegalität, 2023). Die Gesetzgebung im Rahmen des Leistungsanspruches sollte grundlegend so angepasst sein, dass alle betroffenen Gruppen den gleichen Anspruch an Gesundheitsdienstleistungen im Land haben und bereits zu Beginn der Immigration in das Krankenversicherungssystem integriert werden (BAG, 2023).

Die Einführung einer bundesweiten elektronischen Gesundheitskarte für alle Gruppen, die in die gesetzliche Krankenversicherung aufgenommen werden, ist im Kontext der Entwicklung der Digitalisierung des Gesundheitssystems und des digitalen Zugangs zu Gesundheitsdaten von besonderer Bedeutung. Betroffene müssen gleichgestellt werden und sollten nicht von der Nutzung digitaler Service im Gesundheitswesen wie beispielsweise der ePA oder dem eRezepts benachteiligt oder ausgeschlossen werden. Besonders die bundesweite Einführung von Clearingstellen für Gesundheit ist eine wichtige Maßnahme, um den Versorgungsbarrieren entgegenzuwirken (BAG & BACK, 2023). Diese Stellen würden als zentrale Beratungsstellen fungieren und den Übergang in eine Krankenversicherung oder den Kontakt zu LE im Rahmen der Arzttermine erleichtern.

Insgesamt zeigen diese Überlegungen und Ansätze, dass das konzipierte Kollaborationsportal die beteiligten Akteur:innen bei der Versorgung von Menschen ohne Krankenversicherung auf der strukturellen Ebene unterstützen kann, es jedoch weitere Lösungsansätze bedarf, um die zugrunde liegenden Herausforderungen auf der übergeordneten Ebene nachhaltig zu lösen.

Limitationen der Arbeit 8

Die vorliegende Abschlussarbeit wird in der Gesamtheit durch eine Anzahl an Limitationen neu bewertet und reflektiert. Eine grundlegende Problematik der Arbeit stellt die Stichprobengröße der abschließenden Onlinebefragung im Rahmen der summativen Evaluation dar. Die Teilnahme an der quantitativen Befragung war gering, was die Bewertung der Gebrauchstauglichkeit des entwickelten Kollaborationsportals in seiner Aussagekraft limitiert. Obwohl weitere Maßnahmen zur Rekrutierung teilnehmender Personen hätten ergriffen werden können, um eine größere Stichprobengröße zu erreichen, war dies aufgrund des zeitlichen Umfangs der Arbeit nicht umsetzbar.

Da die Autorin selbst als ehrenamtliches Mitglied der ausgewählten Zielgruppe tätig ist, kann ein Selektion Bias in der Stichprobenauswahl nicht ausgeschlossen werden. Eine grundlegende Voreingenommenheit (Unconcious Bias) musste in der Durchführung reflektiert und berücksichtigt werden. Um dieser Limitation entgegenzuwirken, wurden alle Vorgänge im Rahmen dieser Abschlussarbeit unabhängig von der im Raum Lübeck tätigen Organisation der Autorin durchgeführt. Dennoch könnte die Nähe zu den Teilnehmenden die Teilnahmebereitschaft an der qualitativen wie auch quantitativen Studie beeinflusst haben, was beispielsweise die hohe Teilnehmer:innenanzahl aus Schleswig-Holstein in der abschließenden Evaluation erklären könnte. Die breitere Befragung potenzieller Nutzer:innengruppen zu Beginn der Arbeit und die Ausweitung des funktionalen Umfangs der entwickelten Anwendung hätten dazu beitragen können, eine größere Stichprobenzahl für die abschließende Evaluation zu erreichen. Eine Erweiterung der Ein- und Ausschlusskriterien hätte ebenfalls eine größere Stichprobengröße hervorbringen können.

Die Identifizierung und Bestimmung relevanter Stakeholder sowie die Rekrutierung der Nutzer:innengruppe zu Beginn der Arbeit erfolgten über ein vertrautes

V. Köster, *Versorgung von Menschen ohne Krankenversicherung*, BestMasters,
https://doi.org/10.1007/978-3-658-46669-5_8

Netzwerk der Autorin. Die Stakeholderanalyse war in ihrer Durchführung limitiert, da das strukturierte Vorgehen nach dem Prozess des BMI (o. D.) nicht von einer weiteren Person überprüft wurde. Durch eine weitere Evaluation der ersten Analyse hätten möglicherweise weitere Akteur:innen identifiziert werden können, die in den anschließenden Analysen Berücksichtigung gefunden hätten, und zusätzliche relevante Aspekte in der Konzeption des Portals hervorbringen.

Die Berücksichtigung der weiteren Nutzer:innenperspektive von Klient:innen wurde im Rahmen der Abschlussarbeit aufgrund der erschwerten Erreichbarkeit und potenzieller sprachlicher Barrieren vorerst zurückgestellt. Auch hier gilt zu nennen, dass die Perspektiven dieser Gruppe eine besondere Rolle in der Konzeption einnehmen und für eine Weiterentwicklung der konzeptuellen Entwicklung des Portals von hoher Wichtigkeit sind.

Im Rahmen der Anforderungsanalyse könnten die verwendete Methode der User Stories zur Entwicklung und Definierung der Anforderungen (Kapitel 5) sowie die Überprüfung im Rahmen einer formativen Evaluation (Kapitel 6) ebenfalls durch andere Darstellungs- und Evaluationsmethoden verbessert werden. Der gewählte Ansatz beschreibt zwar in einer einheitlichen Form die identifizierte Anforderung, die direkte Umsetzung kann jedoch aufgrund sehr informeller und unvollständiger entwickelter User Stories beeinflusst sein. Zudem fehlen dabei häufig nicht-funktionale Anforderungsaspekte, welche unzureichend berücksichtigt werden.

Obwohl zu Beginn des Konzeptionsprozesses eine formative Evaluation durchgeführt wurde, könnten weitere partizipative Methoden wie Fokusgruppen oder Brainstorming-Ansätze helfen, zusätzliche Perspektiven der Nutzer:innen zu gewinnen und die Priorisierung der wichtigsten Aspekte im Konzept zu erleichtern. Die wiederholte Angabe der Teilnehmer:innen, eine Finanzübersicht im Rahmen der Fallbetreuung zu benötigen, zeigt, dass rückblickend einige der formativ evaluierten Aspekte für die zweite Iteration des Portals relevant gewesen wären. Die Erweiterung um die Funktionalität Finanzierung im Rahmen der Versorgungsprozesse im Portal wird daher in den Ausblick gestellt.

Die Tatsache, dass aus Praktikabilitätsgründen keine vollständige Berücksichtigung aller identifizierten Anforderungen erfolgen konnte, kann zusätzliche negative Auswirkungen auf die gemessene Gebrauchstauglichkeit des Kollaborationsportals haben. Je nach Umfang und Ausbau aller identifizierten Anforderungen und einer erneuten Evaluierung der Vollständigkeit und der Umsetzungsdetails des Konzepts könnten Einfluss auf die Nutzer:innenbewertung des Portals nehmen.

9 Zusammenfassung und Ausblick

Das Ziel dieser Abschlussarbeit war es, die (medizinische) Versorgung von Menschen ohne Krankenversicherung im Raum Lübeck zu untersuchen und notwendige Anforderungen zur Konzeption eines Kollaborationsportals für die Versorgung der spezifischen Nutzer:innengruppe zu identifizieren. Durch das Vorgehen angelehnt an den Human-Centered-Design-Ansatz wurden erste wichtige Erkenntnisse in diesem Forschungsbereich eröffnet. Die Analyse der Stakeholder und Benutzer:innen zeigt, dass zahlreiche Organisationen in dieser Region mit der Versorgung von unversicherten Menschen konfrontiert werden, wobei ehrenamtlich geführte NGOs eine bedeutende Rolle einnehmen. Diese Organisationen bieten entweder eigenständig eine Gesundheitsversorgung an oder fungieren als Vermittler:innen, um die Versorgung sicherzustellen und Finanzierungshürden zu überwinden.

Die Ergebnisse der durchgeführten Studien decken sich mit einer Vielzahl von Berichterstattungen aus anderen Bundesländern und betonen die Notwendigkeit von zivilgesellschaftlichem Engagement und politischer Anteilnahme sowie von Reformen der Gesetzgebungen in diesem Bereich. Die Vielzahl der beteiligten Akteur:innen unterstreicht die Bedeutung einer sicheren Kommunikation innerhalb des Versorgungssystems. Mit der Konzeption eines digitalen Kollaborationsportals wurde den identifizierten Anforderungen an eine digitale Falldokumentation, einer Terminvergabe sowie einer Möglichkeit zur Kommunikation über Direktnachrichten begegnet. Die Anwendung fokussiert sich insbesondere auf die organisatorischen Herausforderungen und bietet zusätzliche Funktionen wie das Aufgabenmanagement, um Ehrenamtliche in ihrer Arbeit und der Informationsvermittlung zu unterstützen. Verschiedene Zugangs- und Zugriffsoptionen, welche sensible Daten im Kontext der Nutzung des Portals schützen, wurden im ersten Ansatz der Entwicklung berücksichtigt.

V. Köster, *Versorgung von Menschen ohne Krankenversicherung*, BestMasters,
https://doi.org/10.1007/978-3-658-46669-5_9

Mit der Durchführung einer formativen sowie einer summativen Evaluation eines ersten Prototyps wurden wichtige Anmerkungen aus der Nutzer:innengruppe durch einen partizipativen Ansatz aufgenommen und in eine weitere Iteration in das Konzept integriert. Die abschließende Bewertung der Gebrauchstauglichkeit des Kollaborationsportals mittels der System-Usability-Scale ergab eine „gute" Usability. Weitere fehlende Anforderungen wurden durch die zusätzlichen Antworten der Nutzer:innengruppe der NGOs identifiziert und für eine mögliche Weiterentwicklung des Portals ausgewertet.

9.1 Ausblick

Das Vorhaben zeigt, dass ein Kollaborationsportal, angepasst auf die Bedürfnisse und Aufgaben der an der Versorgung beteiligten Nutzer:innengruppe, ein sinnvolles Instrument für die strukturierte Versorgung innerhalb der ehrenamtlichen Arbeit für Menschen ohne Krankenversicherung darstellen kann. Die Weiterentwicklung und Anpassung des entwickelten Portals an verschiedene Nutzer:innengruppen und deren Bedürfnisse sowie die Integration weiterer Stakeholder wie Leistungserbringer:innen, Dolmetscher:innen, die Frauenhilfe(n) oder die Caritas sind entscheidend, um eine ganzheitliche Betreuung und effektiven Austausch im Versorgungsprozess sicherzustellen. Die Integration der identifizierten Benutzer:innengruppen kann das kollaborative Potenzial der Anwendung entfalten und den Nutzungsgrad steigern. Weitere Forschungsarbeiten sind erforderlich, um die Anforderungen und fehlenden Funktionalitäten dieser Gruppen zu identifizieren und in die Anwendung zu integrieren. Die Einbindung der Patient:innen/Klient:innen ist besonders für die Verbesserung der Versorgungsprozesse relevant und wirft neue Fragen an die mögliche Interaktion zwischen Patient:innen und Gesundheitsakteur:innen im Rahmen des Kollaborationsportals auf. Neben der Bereitstellung diverser Informationsangebote sollten für häufig vorhandene Sprachbarrieren eine Übersetzung der Anwendung in die jeweilige Sprache sowie die Verwendung eines Übersetzungstools im Rahmen des direkten Nachrichtenaustausches Berücksichtigung finden.

Darüber hinaus sollte die Integration identifizierter fehlender Funktionen wie beispielsweise einer Budgetübersicht im Rahmen der Finanzierung von Gesundheitsleistungen forciert und erneut evaluiert werden. Weitere Forschungsarbeiten, Evaluationsmethoden und iterative Anpassungen des Konzepts sind erforderlich, um den vermuteten positiven Einfluss auf die Versorgungsprozesse der ehrenamtlichen Organisationen und den Zugang für Menschen ohne Krankenversicherung zu messen. Auch Modellprojekte in verschiedenen Regionen Deutschlands sind von Bedeutung, um die Verwendung und Ausrichtung eines Kollaborationsportals in dieser Versorgungsgruppe zu erproben. Die Implementierung und Nutzung des Portals könnten zudem auch für staatliche Organisationen, wie den Clearingstellen für Gesundheit als unterstützendes Werkzeug zugänglich gemacht werden. Für diese Weiterentwicklung sollten weitere Iterationen der Anwendung erstellt und der Nutzungsumfang sowie Datensicherheitskonzepte diskutiert und bewertet werden.

9.2 Abschließendes Fazit

Zusammenfassend verdeutlicht die Arbeit, dass die Versorgung von Menschen ohne Krankenversicherung sowohl in Lübeck als auch deutschlandweit ein komplexes und vielschichtiges Thema ist, das eine gründliche Informationsaubereitung und die Zusammenarbeit aller beteiligten Akteure im Gesundheitswesen erfordert. Das entwickelte Konzept für ein Kollaborationsportal bietet einen potenziellen Ansatz, um diesen Versorgungsherausforderungen zu begegnen und ehrenamtliche Organisationen in ihrer Arbeit zu unterstützen, besonders vor dem Hintergrund fehlender politischer Initiativen.

Die Diskussion über die Nachhaltigkeit einer technischen Anwendung für dieses spezifische Versorgungsfeld sollte weiterhin Aufmerksamkeit erhalten und als Grundlage für weitere politische Diskussionen im Zusammenhang mit der Versorgung und Finanzierung von Menschen ohne Krankenversicherung dienen.

Die wichtigen Einblicke in das Spektrum der Gesundheitsversorgung und die ehrenamtliche Arbeit mit Menschen ohne Krankenversicherung unterstreichen den Bedarf an weiteren Untersuchungen und Verbesserungen, um die Gebrauchstauglichkeit und den Anwendungsbereich des Portals zu maximieren. Dies ist notwendig, um den vielfältigen Anforderungen der Nutzer:innengruppen gerecht zu werden und positive Auswirkungen auf die Versorgung von Menschen ohne Krankenversicherung auf Landes- und Bundesebene zu erzielen.

Glossar

Business Process Model and Notation (BPMN) Prozessmodellierungsstandard mit einer formalen Syntax und Symbolsemantik, die dazu dient, Arbeitsabläufe und Prozesse zu erfassen, zu dokumentieren und messbar zu machen (BPMN, 2024).

Feature Ein Feature bezeichnet eine Eigenschaft oder Funktion eines Produkts, welches in einer Software verfügbar ist (Atlassian, 2024).

Gebührenordnung für Ärzte (GOÄ) Eine Gebührenordnung für Ärzte ist eine Abrechnungsgrundlage für Leistungen, die innerhalb der privaten Krankenversicherung erbracht werden. Diese umfasst die Finanzierung zur Erbringung von Leistungen, die nicht zum Spektrum der gesetzlichen Versicherung gehören (KBV, 2024).

Graphical User Interface (GUI) Die GUI stellt die grafische Benutzeroberfläche eines Betriebssystems oder einer Anwendungen dar, durch die Nutzer:innen die Kommunikation mit dem Computer ermöglicht wird (Colhoun, 2019).

High-Fidelity-Prototyp Bezeichnet meist einen klickbaren Dummie, welcher durch seine Genauigkeit sehr nah an der Simulation eines Systems entwickelt wird, und dient der ersten Überprüfung von Workflows und Funktionen (Mosaiic, o. D.).

Kollaboration Kollaboration steht für die Zusammenarbeit verschiedener Akteure an einer Aufgabe (Dms-Factory, 2024).

Leistungserbringer:innen (LE) Zusammenfassender Begriff für alle Akteure und Anbieter im Gesundheitswesen, welche Gesundheitsleistungen bereitstellen (BMG, 2024).

Mockup Ein Mockup ist eine Form der visuellen Darstellung, welche das Aussehen sowie den Effekt eines Designs simuliert (Miro, 2024).

V. Köster, *Versorgung von Menschen ohne Krankenversicherung*, BestMasters,
https://doi.org/10.1007/978-3-658-46669-5

Persona Beschreibung einer fiktiven Person, mit all ihren Eigenschaften und Merkmalen, welche einen typischen Endnutzer eines zu entwickelnden Produkts darstellt (Agile Academy, 2024).

Telematikinfrastruktur (TI) Bezeichnung der Infrastruktur im Gesundheitswesen, welche alle beteiligten Akteure, mit der Nutzung digitaler Gesundheitsanwendungen miteinander vernetzt (gematik, 2024).

Literaturverzeichnis

Asylbewerberleistungsgesetz – AsylbLG (1993). Abgerufen am 19. Dezember 2023, von: https://www.gesetze-im-internet.de/asylblg/

Agile Academy (o. D.). *Agiles Lexikon. Persona.* Abgerufen am 05. Mai 2024, von: https://www.agile-academy.com/de/agiles-lexikon/persona/

Atlassian (2024). *Produkt-Features: So definierst und priorisierst du sie effektiv.* Abgerufen am 03. Mai 2024, von: https://www.atlassian.com/de/agile/product-management/product-features#:~:text=Produkt%2DFeatures%20sind%20die%20einzigartigen,einen%20Mehrwert%20oder%20Nutzen%20bieten

Aufenthaltsgesetz – AufenthG (2005). Abgerufen am 19. Dezember, von: https://www.gesetze-im-internet.de/aufenthg_2004/__87.html

Baas, J. (2019). *Die Zukunft der Gesundheit: vernetzt, digital, menschlich.* (1. Auflage). Medizinisch Wissenschaftliche Versorgungslandschaft

Bader, C., Gach, J., Offe, J. (2022). *Ver(un)sichert? Wie Ausgrenzung psychisch belastet. Krank und ohne Zugang zu Gesundheitsversorgung in Deutschland.* Ärzte der Welt Gesundheitsreport. Abgerufen am 20. Dezember 2023, von: https://www.aerztederwelt.org/presse-und-publikationen/publikationen/2022/12/22/gesundheitsreport-2022

Bangor, A., Kortum, P., Miller, J. (2009). *Determining what individual SUS scores mean: adding an adjective rating scale.* Journal of Usability Studies, 4(3), pp 114–123. https://uxpajournal.org/de/determining-what-individual-sus-scores-mean-adding-an-adjective-rating-scale/

Bozorgmehr, K., Nöst, S., Thaiss, H., Razum, O. (2016). *Die gesundheitliche Versorgungssituation von Asylsuchenden.* Bundesgesundheitsblatt – Gesundheitsforschung – Gesundheitsschutz, *59* (5), pp 545–555. https://www.springermedizin.de/content/pdfId/10017574/10.1007/s00103-016-2329-4

Brauns, H.-J., Loos, W. (2015). Telemedizin in Deutschland. *Bundesgesundheitsblatt – Gesundheitsforschung – Gesundheitsschutz,* 58(10), pp 1068–1073. https://www.springermedizin.de/telemedizin-in-deutschland/8013636

Bundesarbeitsgruppe Gesundheit/Illegalität (2023/09). *Zugang zu gesundheitlicher Versorgung von Menschen in der aufenthaltsrechtlichen Illegalität ermöglichen. Ansatzpunkte in aktuellen gesundheitspolitischen Gesetzgebungsverfahren.* Abgerufen am 03. Mai 2024, von: https://www.diakonie.de/diakonie_de/user_upload/diakonie.de/PDFs/Publik

V. Köster, *Versorgung von Menschen ohne Krankenversicherung*, BestMasters,
https://doi.org/10.1007/978-3-658-46669-5

ationen/BAG_Forderungen_gesundheitspolitische_Gesetzgebungsverfahren_20231006.pdf

Bundesarbeitsgruppe Gesundheit/Illegalität, Bundesarbeitsgemeinschaft Anonyme Behandlungs- und Clearingstellen für Menschen ohne Krankenversicherungsschutz (BACK) (2023). *Empfehlungen zur Ausgestaltung von Clearingstellen für Menschen ohne Krankenversicherungsschutz.* Abgerufen am 20. Dezember 2023, von: https://www.diakonie.de/diakonie_de/user_upload/diakonie.de/PDFs/Publikationen/BAG_BACK_Empfehlungen_Clearingstellen.pdf

Bundesärztekammer (2013). *Patientinnen und Patienten ohne legalen Aufenthaltsstatus in Krankenhaus und Praxis.* (3. Auflage) Berlin. Abgerufen am 21. Dezember 2023, von: https://www.bundesaerztekammer.de/bundesaerztekammer/patienten/patientenrechte/patientinnen-und-patienten-ohne-legalen-aufenthaltsstatus-in-krankenhaus-und-praxis

Bundesministerium des Innern und für Heimat (BMI) (o. D.). *Stakeholderanalyse.* Abgerufen am 05. Mai 2024, von: https://www.orghandbuch.de/Webs/OHB/DE/OrganisationshandbuchNEU/4_MethodenUndTechniken/Methoden_A_bis_Z/Stakeholderanalyse/Stakeholderanalyse_node.html

Bundesministerium für Familie, Senioren, Frauen und Jugend (BMFSFJ) (2018, 18. März). *Zahlen, Daten, Fakten zur Entwicklung des freiwilligen Engagements in Deutschland.* [Pressemeldung]. https://www.bmfsfj.de/bmfsfj/aktuelles/presse/pressemitteilungen/zahlen-daten-fakten-zur-entwicklung-des-freiwilligen-engagements-in-deutschland--176840

Bundesministerium für Gesundheit (BMG) (2020). *Das deutsche Gesundheitssystem: Leistungsstark. Sicher. Bewährt.* Abgerufen am 19. Dezember 2023, von: https://www.bundesgesundheitsministerium.de/fileadmin/Dateien/5_Publikationen/Gesundheit/Broschueren/200629_BMG_Das_deutsche_Gesundheitssystem_DE.pdf

Bundesministerium für Gesundheit (2024). *Glossar – L – Leistungserbringer.* Abgerufen am 28. April 2024, von: https://www.bundesgesundheitsministerium.de/service/begriffe-von-a-z/l/leistungserbringer#:~:text=%C3%84rzte%2C%20Zahn%C3%A4rzte%2C%20Krankenh%C3%A4user%20und%20Apotheken,unter%20dem%20Begriff%20Leistungserbringer%20zusammengefasst

Bundesministerium für wirtschaftliche Zusammenarbeit und Entwicklung (BMZ) (2024).*Gesundheit – ein Menschenrecht.* Abgerufen am 29. April 2024, von: https://www.bmz.de/de/themen/menschenrecht-gesundheit

Business Process Model and Notation (BPMN) (2024). *BPMN 2.0 – Business Process Model and Notation.* Abgerufen am 28. April 2024, von: https://www.bpmn.de/lexikon/bpmn/

Colhoun, O. (2019). Graphical User Interface. In Gressner, A.M., Arndt, T. (eds) *Lexikon der Medizinischen Laboratoriumsdiagnostik* [E-Book]. Springer, Berlin, Heidelberg. https://doi.org/10.1007/978-3-662-48986-4_1334

Deutsche Aidshilfe (2024).*Clearingstellen und MediBüros.* Abgerufen am 03.Mai 2024, von: https://www.aidshilfe.de/clearingstellen-medibueros#:~:text=Adressen%20von%20Clearingstellen,-Wir%20haben%20die&text=Hinweis%3A%20Derzeit%20k%C3%B6nnen%20sich%20nur,Versorgung%20mit%20HIV%2DMedikamenten%20k%C3%BCmmern

Deutsche Stiftung für Engagement und Ehrenamt (o. D.). *Digitale Engagementplattformen.* Abgerufen am 04. Mai 2024, von: https://www.deutsche-stiftung-engagement-und-ehrenamt.de/aktuelles/digitale-engagement-plattformen/

Deutsches Institut für Menschenrechte (o. D.). *Internationaler Pakt über wirtschaftliche, soziale und kulturelle Rechte.* Abgerufen am 19 April 2024, von: https://www.institut-fuer-menschenrechte.de/menschenrechtsschutz/deutschland-im-menschenrechtsschutzsystem/vereinte-nationen/vereinte-nationen-menschenrechtsabkommen/sozialpakt-icescr

Dms-Factory (o. D.) *Glossar: Kollaboration.* Abgerufen am 05. Mai 2024, von: https://www.dmsfactory.com/glossar/kollaboration/

Eichenberg, C., Hübner, L. (2020). *E-Mental Health: Überblick über das Angebotsspektrum und Besonderheiten der therapeutischen Beziehung im Online-Setting.* Wege zum Menschen, 72(3), pp 244–256. https://doi.org/10.13109/weme.2020.72.3.244

FlexHero (o. D.). *Für Vereine und Organisationen.* Abgerufen am 05. Mai 2024, von: https://flexhero.de/ehrenamt-digitalisierung/flexhero-fuer-organisationen-und-vereine/

Fokusgruppe Intelligente Vernetzung (2019, Oktober). *Empfehlungen für einen ordnungspolitischen Rahmen für bürgerorientierte Plattformen im Gesundheitswesen.* Deutschland intelligent vernetzt. https://deutschland-intelligent-vernetzt.org/wp-content/uploads/2019/10/Plattformen_im_Gesundheitswesen.pdf

Gematik (o. D.). *Telematikinfrastruktur.* Abgerufen am 28. April 2024, von: https://www.gematik.de/telematikinfrastruktur

Gentsch, P., Lee, S., (2004). Praxishandbuch Portalmanagement. [E-Book]. (1. Auflage). Gabler, Wiesbaden. https://doi.org/10.1007/978-3-322-84537-5

Gesundheit Berlin-Brandenburg e.V. (2024). *Jahresbericht 2018.* Abgerufen am 19. April 2024, von: https://www.gesundheitbb.de/ueber-uns/jahresberichte

Gesundheit-ein-Menschenrecht (o. D.). *Gesundheitsversorgung in der Nähe.* Abgerufen am 06. Mai 2024, von: http://www.gesundheit-ein-menschenrecht.de/kontaktstellen

Gesundheit für Geflüchtete (o. D.). *Gesundheitskarte.* Abgerufen am 12. April 2024, von: http://gesundheit-gefluechtete.info/gesundheitskarte/

Gesundheit für Geflüchtete (o. D.). *Krankenschein/Anonymer Behandlungsschein.* Abgerufen am 12. April 2024, von: http://gesundheit-gefluechtete.info/krankenschein/

Gilbert, D., U. (2020). *Digitale Plattformen: Konzept, Bedeutung und Analyse der Problembereiche.* WiSt. Wirtschaftswissenschaftliches Studium, 49(2–3), pp 12–18. doi.org/https://doi.org/10.15358/0340-1650-2020-2-3

GKV-Spitzenverband (o. D.). *Zahlen und Grafiken: Kennzahlen der gesetzlichen Krankenversicherung.* Abgerufen am 12. April 2024, von: https://www.gkv-spitzenverband.de/service/zahlen_und_grafiken/zahlen_und_grafiken.jsp

Gottlieb, N., Schülle, M. (2021). *An overview of health policies for asylum-seekers in Germany.* Health Policy, 125(1), pp 115–121. https://doi.org/10.1016/j.healthpol.2020.09.009

Graefe, L. (o. D.). *Persönlichkeit & Verhalten. Ehrenamtliche in Deutschland.* Abgerufen am 29. April 2024, von: https://de.statista.com/themen/4949/ehrenamtliche-in-deutschland/#topicOverview

Graefe, L. (o. D.). *Soziales: Verbreitung ehrenamtlicher Arbeit in Deutschland 2023.* Abgerufen am 05. Mai 2024, von: https://de.statista.com/statistik/daten/studie/173632/umfrage/verbreitung-ehrenamtlicher-arbeit/

Greß, S., Walendzik, A., Wasem, J. (2005). *Nichtversicherte Personen im Krankenversicherungssystem der Bundesrepublik Deutschland: Bestandsaufnahme und Lösungsmöglichkeiten.* [Dissertation Universität Duisburg-Essen]. Handle.net Registry. http://hdl.handle.net/10419/32103

Grüne SH (o. D.) *Ideen verbinden. Chancen nutzen. Schleswig-Holstein gestalten.* Koalitionsvertrag. 2022–2027 zwischen der Christlich Demokratische Union Schleswig-Holstein (CDU) und BÜNDNIS 90 / DIE GRÜNEN Schleswig-Holstein. Abgerufen am 19. Dezember 2023, von: https://sh-gruene.de/wp-content/uploads/2022/06/Koalitionsvertrag-2022-2027_.pdf

Hansestadt Lübeck (2024). *Verwaltung und Integration. Lübecker Integrationsfonds Geförderte Projekte 2022/23.* Abgerufen am 29. April 2024, von: https://www.luebeck.de/files/rathaus/verwaltung/Integration/HL_Doku%20Lu%CC%88becker%20Integrationsfonds%202023_RZ_Web.pdf

Haring, R. (2019). *Gesundheitswissenschaften* [E-Book]. Springer, Berlin, Heidelberg. https://doi.org/10.1007/978-3-662-58314-2

Hoffmann, S., Schwarz, U., Mai, R. (2012). *Angewandtes Gesundheitsmarketing.* Springer Gabler, Wiesbaden. https://doi.org/10.1007/978-3-8349-4035-3

Jahn, R., Rohleder, S., Qreini, M., Erdmann, S., Kaur, S., , Aluttis, F., Bozorgmehr, K. (2021). Gesundheitsmonitoring bei geflüchteten Menschen in Aufnahmeeinrichtungen: dezentrale Analyse medizinischer Routinedaten im Verbund. *Journal of Health Monitoring, 6*(1). https://doi.org/10.25646/7864

Kapfer, J. (2023, 15. August). Bundesregierung äußert sich zu niedriger Verbreitung der EPA. *Healthcare Digital.* Abgerufen am 08. Januar 2024, von: https://www.healthcare-digital.de/bundesregierung-aeussert-sich-zu-niedriger-verbreitung-der-epa-a-85921f101f0efe1afb8f5d587b56c8fc/

Kar, R. M., Tiemann, J., Welzel, C. (2020). Der Staat auf dem Weg zur Plattform. Nutzungspotenziale für den öffentlichen Sektor. *Kompetenzzentrum Öffentliche IT*. Abgerufen am 7. Januar 2024, von: https://www.oeffentliche-it.de/documents/10181/14412/Der+Staat+auf+dem+Weg+zur+Plattform

Kirchner, S. (2022, 19. Januar). Im Dienst für das Menschenrecht auf Gesundheit: Ärzte der Welt. *MMW – Fortschritte der Medizin, 164*(1), pp 14–17. https://doi.org/10.1007/s15006-021-0548-6

Klunker, R. (o. D.). Über uns: medibueros.org. Abgerufen am 12. April 2024, von: https://medibueros.org/ueber-uns/

Krcmar, H. (2015). Begriffe und Definitionen. In: I*nformationsmanagement.* Springer Gabler, Berlin, Heidelberg. https://doi.org/10.1007/978-3-662-45863-1_2

Kuckartz, U., Rädiger, S. (2020).*Qualitative Inhaltsanalyse. Methoden, Praxis, Computerunterstützung.*(5. Auflage). Beltz Juventa.

Lang, S., A., Tinnemann, P., Zöllner, R. (2022). Gesundheit und Soziale Ungleichheit: Ohne Krankenversicherung im Krankenhaus – Offene Rechnungen und Fallzahlen in FFM 2016 – 2019. *Stadt Frankfurt am Main.* Abgerufen am 19. Dezember 2023, von: https://frankfurt.de/service-und-rathaus/verwaltung/aemter-und-institutionen/gesundheitsamt/veroeffentlichungen/policy-paper

Linke, C., Heintze, C., Holzinger, F. (2019). 'Managing Scarcity'– a qualitative study on volunteer-based healthcare for chronically ill, uninsured migrants in Berlin, Germany. *BMJ Open, 9*(3). https://doi.org/10.1136/bmjopen-2018-025018

Lohmüller, V., Schmaderer, D., Wolff, C. (2019) A Heuristic Checklist for Second Screen Applications. *i-com,* 18(1), pp. 55–65. https://doi.org/10.1515/icom-2019-0003

Lotterbach, S. (2010). Formatives Usability Testing – Ziel, Rahmenbedingungen, Ablauf und Ergebnisse. *Tagungsband UP10. Stuttgart: Fraunhofer Verlag*, pp. 168–174. https://dl.gi.de/items/c9a670ef-5ea0-4127-a0c4-7ea628b37994

Matusiewicz, D., Pittelkau, C., Elmer, A. (2018). *Die digitale Transformation im Gesundheitswesen : Transformation, Innovation, Disruption* [E-Book]. Medizinisch Wissenschaftliche Verlagsgesellschaft. https://library.oapen.org/bitstream/20.500.12657/30503/1/646031.pdf

Miro (o. D.). *Mockup. Was ist ein Mockup.* Abgerufen am 05. Mai 2024, von: https://miro.com/de/mockup/was-ist-ein-mockup/

Möller, R. (2019). Zweige der Sozialversicherung [E-Book]. In *Finanzierung und Organisation des Sozialstaates* (S. 141–165). Springer Fachmedien Wiesbaden GmbH. https://doi.org/10.1007/978-3-658-20329-0

Mosaiic (o. D.). *Low-Fidelity vs. High-Fidelity Prototyp – Wie Sie die richtige Detaillierungsstufe auswählen.* Abgerufen am 03. Mai 2024, von: https://www.mosaiic.de/low-fidelity-vs-high-fidelity-prototyp-wie-sie-die-richtige-detaillierungsstufe-auswaehlen/

Neupert, I. (2018). *Menschen ohne Krankenversicherung im Gesundheitswesen. Explorative Studie zur Prävalenz und zur Rückführung in die sozialen Sicherungssysteme durch den Sozialdienst am Beispiel des Universitätsklinikums Essen.* [Dissertation, Universität Duisburg-Essen] Uni DUE. https://duepublico2.uni-due.de/servlets/MCRFileNodeServlet/duepublico_derivate_00046924/DissINeupert.pdf

PKV (o. D.) *Mitglieder des PKV-Verbands.* Abgerufen am 19. Dezember 2023, von: https://www.pkv.de/verband/ueber-uns/mitglieder-pkv-verband/#:~:text=Von%20den%2042%20ordentlichen%20Mitgliedsunternehmen,privater%20Versicherungsunternehmen%20(GPV)%20pflegeversichert

Preim, B., Dachselt, R. (2015). *Interaktive Systeme. Band 2: User Interface Engineering, 3D-Interaktion, Natural User Interfaces.* (2. Auflage). Springer Verlag, Berlin, Heidelberg.

Rauer, M. (2011, 11, April). *Quantitative Usability-Analysen mit der System Usability Scale (SUS).* Seibert. https://seibert.group/blog/2011/04/11/usablility-analysen-system-usability-scale-sus/

RefCare (o. D.). *RefCare. Refugee Care Manager.* Abgerufen am 07. Januar 2024, von: https://refcare.org/

Rosson, M. B., Carroll, J. M. (2002). Making Use: Scenario-Based Design of Human-Computer Interactions. In: Jacko,J., Sears,A. (Eds.), *The Human-Computer Interaction Handbook: Fundamentals, Evolving Technologies and Emerging Applications.* Cambridge. Abgerufen am 22. Dezember 2023, von: https://ocw.tudelft.nl/wp-content/uploads/2_RossonCarrollSBDforHandbook2002.pdf

Schenkel, J. (2017). Praxis der Telemedizin in Deutschland heute. *Deutsche Medizinische Wochenschrift, 142*(05), pp 328–333. https://doi.org/10.1055/s-0042-113295

Scheplitz, T., Benedict, M., Esswein, W. (2018). Patientenkompetenz durch Online-Portale Eine Funktionsanalyse. Multikonferenz Wirtschaftsinformatik 2018 (MKWI2018). https://www.leuphana.de/fileadmin/user_upload/Forschungseinrichtungen/ieg/files/MKWI2018/MKWI2018_Band2.pdf

Schmid, A. (2023, 2. Juni). Leben ohne Krankenversicherung: „Ich sollte mehr als 20.000 Euro nachzahlen". *Focus Online.* Abgerufen am 19. Dezember 2023, von: https://www.focus.de/politik/deutschland/leben-ohne-krankenversicherung-mein-bruder-hat-krebs-und-muss-alles-selbst-zahlen_id_194570257.html

Schradin, H. R., Wende, S. (2006). *Krankenversicherung in Deutschland: Eine vergleichende Analyse gesetzlicher und privater Krankenversicherung.*[Dissertation, Universität zu Köln]. Handle.net Registry. https://www.econstor.eu/handle/10419/59198

Schrimpf, U., Bahnemann, M. (2012). Das deutsche Gesundheitssystem [E-Book]. In: *Deutsch für Ärztinnen und Ärzte* (6., S. 53–63). Springer-Verlag GmbH Deutschland, ein Teil von Springer Nature. https://doi.org/10.1007/978-3-642-24923-5

Schwerdt, J. M. (2023). *Palliativversorgung von Menschen ohne Krankenversicherung. Eine deutschlandweite Befragung in Versorgungs- und Beratungsstellen.* [Dissertation, Rheinische Friedrich-Wilhelms-Universität Bonn]. bonndoc. https://bonndoc.ulb.uni-bonn.de/xmlui/handle/20.500.11811/10982

Simon ,M. (2017). *Das Gesundheitssystem in Deutschland: Eine Einführung in Struktur und Funktionsweise.* 6. Auflage, Hogrefe Verlag Bern

Simon, M. (2021). *Das Gesundheitssystem in Deutschland: Eine Einführung in Struktur und Funktionsweise.* 7. Auflage. Hogrefe Verlag Bern

Sociale-Software (o. D.). *synHelp Integration für Beratungsstellen & Flüchtlingsmanagement.* Abgerufen am 19. Dezember 2023, von: https://social-software.de/synhelp-integration-fuer-beratungsstellen-und-fluechtlingsmanagement.html

Sozialgesetzbuch V,§ 193 Versicherungsvertragsgesetz (VVG) (2007). Abgerufen am 19. Dezember 2023, von: https://www.gesetze-im-internet.de/vvg_2008/__193.html

Statistisches Bundesamt (2020, 15. September). *Weniger Menschen ohne Krankenversicherungsschutz.* (2020, 15. September). [Pressemeldung]. https://www.destatis.de/DE/Presse/Pressemitteilungen/2020/09/PD20_365_23.html

Statistisches Bundesamt (2022, 14. Juli). *Ende Januar 2022 rund 178 000 untergebrachte wohnungslose Personen in Deutschland.* [Pressemeldung] https://www.destatis.de/DE/Presse/Pressemitteilungen/2022/07/PD22_299_229.html#:~:text=Pressemitteilung%20Nr.,299%20vom%2014.%20Juli%202022&text=WIESBADEN%20%E2%80%93%20Zum%20Stichtag%2031.,oder%20in%20Not%2D%20und%20Gemeinschaftsunterk%C3%BCnften.

Statistisches Bundesamt (2023). *Europa. 7,1 Millionen EU-Bürger/-innen arbeiten im EU-Ausland. Arbeitskräftemobilität.* Abgerufen am 19. Dezember 2023, von: https://www.destatis.de/Europa/DE/Thema/Bevoelkerung-Arbeit-Soziales/Arbeitsmarkt/EU-Auslaender-Arbeitsmarkt.html

Stötzler, M., Kaifie, A. (2023). Healthcare for individuals without health Insurance in Germany – a mixed methods approach to assess the situation and current challenges. *International Journal for Equity in Health, 22*(1). https://doi.org/10.1186/s12939-023-01930-6

Synectic (o. D.). *Quovero Case Management. Abgerufen am 05. Mai 2024, von:* https://www.synectic.de/project/quovero-case-management

Varnaccia, G., Gach, J., Offe, J., Bader, C., Stegmüller, C., Eikenberg, S., Rimbach, L., Evers, J., Weber, A., Kara, C., Ilea, M., Günthe, A. (2023). *Gesundheitsreport: Krank und ohne medizinische Versorgung in Deutschland.* Ärzte der Welt e. V., München. Abgerufen am 29. April 2024, von: https://www.aerztederwelt.org/aerzte-der-welt-gesundheitsreport

Versicherungssoftwareportal (VSP) (o. D.). *Was unterscheidet ein Portal, eine Plattform, ein Intranet oder Extranet voreinander?.* https://versicherungssoftwareportal.de/2019/08/07/was-unterscheidet-ein-portal-eine-plattform-ein-intranet-oder-extranet-voreinander/

Wechange (o. D.). Dashboard. Abgerufen am 05. Mai 2024, von: https://wechange.de/dashboard/

Wissing, C., Trenkmann, J. (2020). Automatisierte Services im Gesundheitswesen – Eine explorative Studie zu den Effekten digitaler Plattformen. In Bruhn, M., Hadwich, K. (Hrsg.), *Automatisierung und Personalisierung von Dienstleistungen, Forum Dienstleistungsmanagement.* Springer Gabler, Wiesbaden. https://doi.org/10.1007/978-3-658-30168-2_15

Wittke, H., A. (2023). Der Einsatz digitaler Plattformen und Künstlicher Intelligenz im Gesundheitswesen– eine analytische Annäherung. In Stummeyer, C., Raab, A., Erasmus Behm, M.,(Hrsg). *Plattformökonomie im Gesundheitswesen* [E-Book]. Springer Gabler, Wiesbaden. https://doi.org/10.1007/978-3-658-35991-1

World Health Organisation (WHO) (2010). How health systems can address health inequities linked to migration and ethnicity. *World Health Organization Report.* https://www.who.int/publications/i/item/how-health-systems-can-address-health-inequities-linked-to-migration-and-ethnicity

Zanders, T. (2022). *Teilhabe an Gesundheitsversorgung von aufenthaltsrechtlich illegalisierten Menschen in Deutschland.* [Working Paper, Bauhaus-Universität Weimar]. https://doi.org/10.25643/bauhaus-universitaet.6396.

Kolibri 360 GmbH
Ferdinand-Jühlke-Straße 7
99095 Erfurt, Deutschland
produktsicherheit@kolibri360.de